Dharmar Manimaran
Shanmugam Parthasarathi

Efeito tóxico da eritrosina em embriões de peixe-zebra

Dharmar Manimaran
Shanmugam Parthasarathi

Efeito tóxico da eritrosina em embriões de peixe-zebra

ScienciaScripts

Imprint

Any brand names and product names mentioned in this book are subject to trademark, brand or patent protection and are trademarks or registered trademarks of their respective holders. The use of brand names, product names, common names, trade names, product descriptions etc. even without a particular marking in this work is in no way to be construed to mean that such names may be regarded as unrestricted in respect of trademark and brand protection legislation and could thus be used by anyone.

Cover image: www.ingimage.com

This book is a translation from the original published under ISBN 978-3-659-79315-8.

Publisher:
Sciencia Scripts
is a trademark of
Dodo Books Indian Ocean Ltd. and OmniScriptum S.R.L publishing group

120 High Road, East Finchley, London, N2 9ED, United Kingdom
Str. Armeneasca 28/1, office 1, Chisinau MD-2012, Republic of Moldova, Europe
Managing Directors: Ieva Konstantinova, Victoria Ursu
info@omniscriptum.com

Printed at: see last page
ISBN: 978-620-8-36731-2

Copyright © Dharmar Manimaran, Shanmugam Parthasarathi
Copyright © 2024 Dodo Books Indian Ocean Ltd. and OmniScriptum S.R.L publishing group

Dr. Dharmar Manimaran, doutorado,
Cientista de Pós-Doutoramento
Departamento de Nutrição Animal,
Faculdade de Veterinária e Instituto de Investigação,
Universidade de Veterinária e Ciências Animais de Tamil Nadu (TANUVAS), Namakkal -637 002,
Tamil Nadu, Índia.

Dr. Shanmugam Parthasarathi, MSc., MPhil., PhD,
Professor Associado,
Departamento de Biotecnologia,
Escola de Engenharia de Paavai (Autónoma)
Namakkal - 637 018, Tamil Nadu, Índia

Sobre os autores

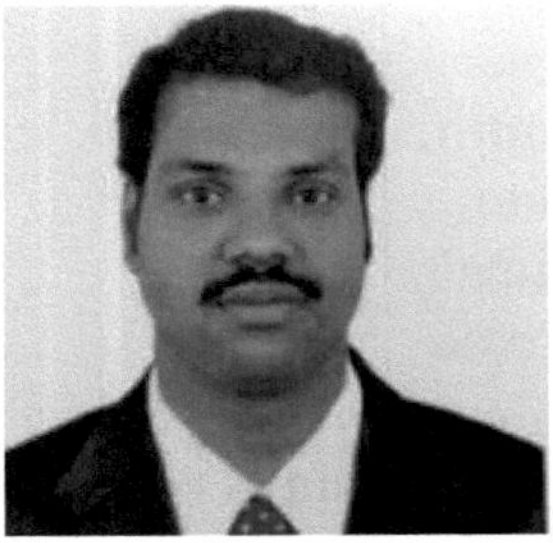

Sobre os autores O Dr. D. Manimaran está a trabalhar como cientista pós-doutorado no Departamento de Nutrição Animal, Faculdade de Veterinária e Instituto de Investigação, Universidade de Veterinária e Ciências Animais de Tamil Nadu, Namakkal-637 002, Tamil Nadu, Índia. Obteve dois mestrados em Biotecnologia e em Biblioteconomia e Ciências da Informação e PGDCA e Diploma em Medicina. Publicou um bom número de artigos em revistas de investigação a nível internacional. Publicou quatro livros, quinze em inglês e dois em língua tâmil.

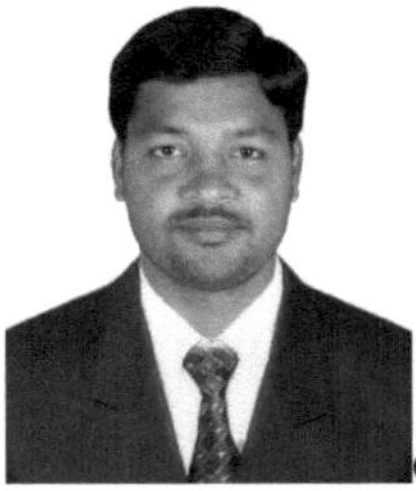

O Dr. S.Parthasarathi trabalha como Professor Associado no Departamento de Biotecnologia. Paavai Engineering College (autónomo), Namakkal-637018, Tamil Nadu, Índia. Tenho um doutoramento em biotecnologia, um mestrado em filosofia e um mestrado em biotecnologia. Desloquei-me ao Instituto KRIBB na Coreia do Sul para realizar parte da investigação para o meu doutoramento. Tenho dois anos de experiência de investigação pós-doutoral (PDF) no Instituto Internacional de Investigação sobre Ginseng e Ervas e na Universidade de Dongguk, na Coreia do Sul, depois de ter recebido o meu doutoramento. Depois disso, passei cinco anos e seis meses a trabalhar como professor assistente na Universidade de Arba Minch, na Etiópia. Além disso, apresentei a minha investigação e publiquei artigos de investigação em revistas de renome a nível nacional e internacional.

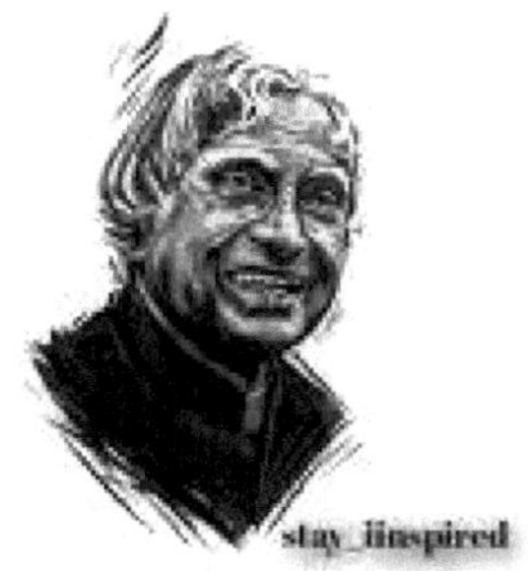

Good friends care for each other, close friends understand each other.
But true friends stay forever beyond words, beyond distance and beyond time.

RECONHECIMENTO

O nosso primeiro dever é agradecer a Deus Todo-Poderoso, a alma suprema, que nos deu ajuda física e mental para concluir este livro com êxito.

Gostaria de expressar a minha sincera e sentida gratidão ao meu supervisor/orientador de investigação, **Dr. N. ELANGOVAN M.Sc., Ph.D.,** *Professor e Diretor do Departamento de Biotecnologia da Universidade de Periyar, Salem-11, pela sua valiosa orientação, supervisão meticulosa, crítica construtiva constante e encorajamento inspirador evidenciados ao longo do estudo.*

Agradecemos aos nossos pais e amigos pelo seu amor, orações e apoio e a todos aqueles que, direta ou indiretamente, me ajudaram a fazer deste livro um sucesso.

Por último, agradecemos à Lambert Academic Publisher, Alemanha, por ter trazido e normalizado, e num espaço de tempo muito curto.

-Autores

LISTA DE ABREVIATURAS

BSA	-	Bovine Serum Albumin
CDNB	-	Chloro-2, 4- dinitrobenzene
CAT	-	Catalase
Mg	-	milli gram
µg	-	micro gram
µl	-	micro liter
mM	-	milli molar
NBT	-	Nitro blue Tetrazolium Salt
DTNB	-	5, 5- Dithiobis 2- nitrobenzoic acid
GST	-	Glutathione -s- Transferase
GPx	-	Glutathione Peroxidase
OD	-	Optimum Density
SOD	-	Super oxide Dismutase
Hpf	-	Hours post fertilization
Mins	-	Minutes
Eu	-	European Union
ELS	-	Early Life Stage
DNA	-	Deoxyribonucleic acid
H_2O_2	-	Hydrogen peroxide
TCA	-	Trichloro acetic acid
ROS	-	Reactive Oxygen Species
WHO	-	World Health Organization
Er	-	Erythrosine

ÍNDICE

Introdução

Foram introduzidos corantes sintéticos nos nossos alimentos para os tramais atraentes. São utilizados em muitas formas, tais como líquidos, pós, géis, pastas, na produção comercial de alimentos e na cozinha doméstica. A utilização de aditivos alimentares sintéticos, em geral, e de corantes, em particular, aumentou consideravelmente nos últimos tempos. Os critérios de qualidade dos produtos alimentares, para além dos aspectos microbiológicos, baseiam-se geralmente na cor, sabor, textura e valor nutritivo. No entanto, uma das qualidades sensoriais mais importantes de um produto alimentar é a cor e o controlo dos corantes sintéticos (Sorouraddin e Saadati *et al.*, 2010).

Os corantes alimentares sintéticos são amplamente utilizados para melhorar a qualidade sensorial e atrair os consumidores. A eritrosina, o vermelho allura AC, a tartrazina, o amarelo-sol FCF, o índigo carmim e o azul brilhante são autorizados na maioria dos países. Na maioria dos casos, espera-se que os corantes alimentares sejam seguros; no entanto, há trabalhos que indicam uma toxicidade grave dos corantes alimentares sintéticos (Abdel-Aziz *et al.*, 1979).

1.1. Corantes naturais e suas utilizações

Os aditivos alimentares naturais ou sintéticos têm sido utilizados como corantes, agentes de cura e/ou adoçantes em muitos géneros alimentícios. Recentemente, os aditivos alimentares têm atraído a atenção como causas potenciais de várias doenças humanas; os aditivos alimentares podem estar entre os factores responsáveis pelo surto de cancro, insuficiências hepáticas e nefríticas, que têm potencial mutagénico. Os corantes alimentares podem muitas vezes ser considerados simplesmente de natureza cosmética, mas o seu papel é muito significativo. Tanto a qualidade como o sabor dos alimentos estão intimamente associados à cor. Os consumidores estão condicionados a esperar alimentos com determinadas cores e a

rejeitam qualquer desvio das suas expectativas (Amerine *et al.*, 1965).

Os aditivos corantes naturais e sintéticos foram amplamente utilizados para colorir alimentos, medicamentos e cosméticos. A cor é uma caraterística importante e um critério de seleção para a escolha dos alimentos. Estudos recentes sublinharam esta importância e mostraram como a seleção pode mudar entre certas populações ao longo do tempo (Clydesdale, 1993). Os corantes desempenham um papel significativo na melhoria dos apelos artísticos dos alimentos, que são esteticamente agradáveis e mais susceptíveis de serem consumidos, contribuindo para uma dieta variada (Hallagan *et al.*, 1995).

A utilização de aditivos corantes data de 5000 a.C. pelos antigos egípcios, e os historiadores estimam que os alimentos coloridos surgiram por volta de 1500 a.C. Atualmente, a indústria alimentar considera a cor como um critério importante para a escolha dos alimentos, pelo que os corantes sintéticos são frequentemente utilizados para melhorar a qualidade estética (Mpountoukas *et al.*, 2010).

Os aditivos corantes há muito que fazem parte da cultura humana. Os aditivos alimentares são utilizados para vários fins, incluindo a conservação, a coloração e a adoçagem. No entanto, a utilização de alguns aditivos alimentares foi proibida devido à sua toxicidade. Os corantes constituem uma das classes de poluentes que causam uma série de problemas ambientais e podem gerar riscos ecológicos, para além dos próprios corantes, através de subprodutos tóxicos produzidos naturalmente por via da oxidação ou da redução, com a ajuda das condições ambientais (Abo-Farha *et al.*, 2010).

1.2. Tipos de corantes

Vários corantes são normalmente utilizados para fins industriais, farmacêuticos e outros fins de tingimento (Tabela 1). O amarelo ácido 220 é amplamente utilizado na indústria têxtil (Deniz *et al.,* 2011). O azul brilhante é utilizado para fins comerciais, tingindo seda, lã, couro e juta,

algodão, tingimento de têxteis e impressão de papel. O objetivo medicinal do azul brilhante tem

tem sido utilizado como corante biológico, agente dermatológico, medicina veterinária, fabrico de tinta verde, parasitas intestinais, fungos (Ghaedi *et al.,* 2011). O azul de metileno é utilizado em biologia para corar células, imprimir chita, tingir, imprimir algodão e tanino, indicar oxidação-redução, tingir couro e, na forma purificada isenta de zinco, é utilizado como anti-sético e para outros fins medicinais (Gupta *et al.*2004). A exposição aguda ao azul de metileno provoca um aumento do ritmo cardíaco, vómitos, choque, formação de corpos de Heinz, cianose, iterícia, tetraplegia e necrose dos tecidos nos seres humanos (Hameed, *et al.,* 2009). O verde de malaquite é amplamente utilizado em todo o mundo como fungicida, ectoparasiticida e desinfetante. É também utilizado como desinfetante médico e corante em seda, lã, juta, couro, algodão, papel e acrílico (Culp *et al.*, 1996).

Do mesmo modo, o amarelo de metanil é utilizado como corante em carnes doces, gelados, refrigerantes e bebidas. Devido à sua cor amarelo-alaranjada, o corante é também amplamente utilizado para revestir a curcuma. É amplamente utilizado nas indústrias de couro, papel e têxtil e também como corante para a lã. É também utilizado como material de coloração para vernizes e produtos cosméticos. O corante é altamente adequado para a preparação de água colorida rápida. Azul brilhante FCF - utilizado como corante na indústria têxtil e do couro, um aditivo alimentar comum em bebidas, produtos lácteos, pós, geleias, confeções, glacês, xaropes, extratos e condimentos. É tóxico e carcinogénico. Provoca alergias graves e reacções anafiláticas nos seres vivos. A safranina-T também é utilizada como corante alimentar para aromatizar e colorir rebuçados e bolachas, para tingir taninos, algodão, fibras liberianas, lã, seda, couro e indústrias de papel (Zaghbani, *et al.*2008). O amaranto é amplamente utilizado para

coloração de materiais têxteis, papel, madeira, couro, etc. (Mittal, *et al.*, 2005).

Tabela. 1. Estrutura e propriedades dos corantes.

S.N.	**Corantes**	**Estrutura**	**Molecular fórmula**
1	Verde brilhante	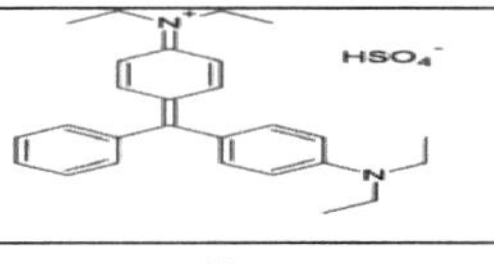 HSO_4^-	$C\ H_{27332}\ N.HO_4\ S$, 482,64 g/mol
2	Azul de metileno	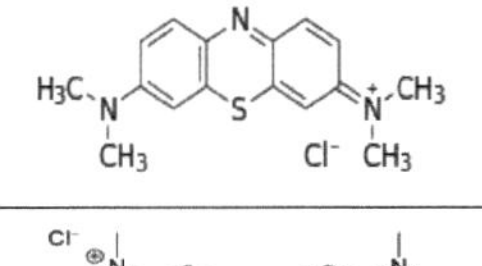 N, S, H_3C, CH_3, Cl^-	$C\ H\ N_{16183}\ SCl$, 319,85 g/mol
3	Verde malaquite	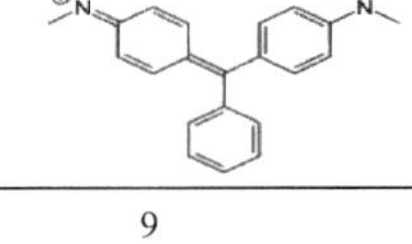 Cl^-, N	C23H25ClN2 364,911 g/ml

4	Metanil Amarelo	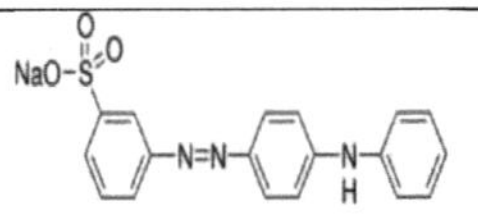	$C\ H\ N_{18143}\ NaO_3\ S$, 3 75,38 g/mol
5	Azul brilhante FCF	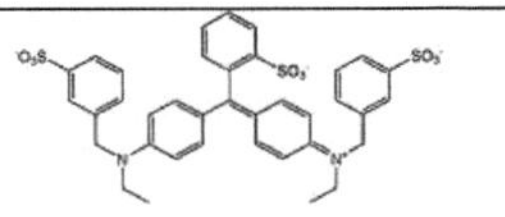	C37H34N2Na2O9S3
6	Safranina-T	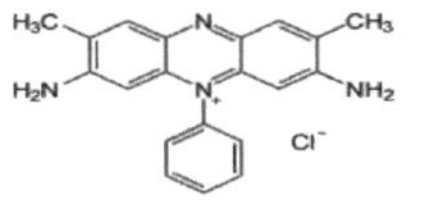	$C\ H_{2019}\ ClN_4$ 350,85 g-mol^{-1}
7	Rodamina B	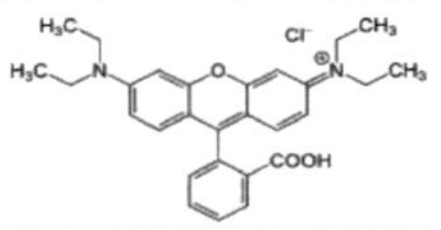	$C\ H_{2831}\ ClN\ O_{23}$ 479.02
8	Índigo Carmim	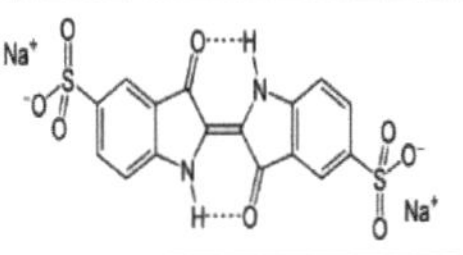	C16H8N2Na2O8S2 , 466,36/mol

1.2.1. Efeito tóxico dos aditivos alimentares

Os aditivos alimentares desempenham um papel vital no fornecimento atual de alimentos abundantes e nutritivos, permitem que a nossa população em crescimento desfrute de uma variedade de alimentos seguros, saudáveis e saborosos durante todo o ano e possibilitam uma variedade de alimentos de conveniência sem o inconveniente das compras diárias. Os aditivos alimentares egípcios mais famosos que são utilizados como substâncias corantes são a tartrazina e a carmosina. Os corantes alimentares são materiais de origem natural que têm sido utilizados para dar cor aos alimentos, medicamentos e cosméticos há milhares de anos. As cinzas de compostos minerais e plantas foram provavelmente os primeiros materiais utilizados para fins cosméticos (Gaunt *et al.*, 1972).

Os estudos sobre a toxicidade dos aditivos alimentares sintéticos têm uma enorme relevância no mundo atual, uma vez que causam uma série de doenças terríveis. Atualmente, os seres humanos estão diretamente expostos a várias substâncias químicas. A utilização de produtos químicos pelo homem está a aumentar de dia para dia, quer como conservantes quer como corantes. Os corantes alimentares são corantes, pigmentos ou substâncias que podem conferir cor quando adicionados aos géneros alimentícios. Os corantes sintéticos são um dos principais grupos de aditivos alimentares sintéticos. Os corantes alimentares sintéticos amarelo-limão e vermelho-alaranjado são os corantes alimentares mais utilizados. O uso excessivo destes corantes resulta em efeitos tóxicos terríveis para os organismos. A utilização regular de corantes alimentares sintéticos em vários géneros alimentícios constitui um problema grave para a saúde humana (Somesh *et al.*, 2005). Mas as pessoas utilizam indiscriminadamente diferentes corantes químicos não permitidos, em concentrações variáveis, para fins pessoais

benefícios, uma vez que o público não está sensibilizado para a composição destes corantes (Hossain *et al.*, 2002).

As pessoas em todo o mundo estão expostas a corantes alimentares; estes corantes são indispensáveis para o consumidor atual. A segurança dos corantes sintéticos utilizados habitualmente nos alimentos continua a ser questionada. Os corantes sintéticos dividem-se em cinco classes: os compostos azóicos (como o amaranto e a tartrazina), os derivados de quinolina amarela, o grupo triarilmetano, os xantenos (como a eritrosina) e os corantes índigo. Assim, a segurança e a dose diária aceitável (DDA) dos corantes alimentares são constantemente avaliadas pela Food and Drug Association e pela Organização Mundial de Saúde (OMS). Mais de 800.000 toneladas de corantes são produzidas anualmente em todo o mundo, das quais 60 a 70% são corantes azo. Na década de 1990, estavam em uso pelo menos 3000 corantes azóicos, produzidos pela diazotização de aminas aromáticas e utilizados para dar cor a produtos fabricados pelas indústrias têxtil, do couro, gráfica, do papel, alimentar e cosmética. Tendo em conta a importância dos efeitos carcinogénicos dos corantes azóicos devido à sua utilização extensiva e à ausência de dados fiáveis sobre a carcinogenicidade de alguns corantes azóicos, seria muito necessário realizar mais estudos de genotoxicidade in vivo para estimar o risco que os corantes azóicos representam para os seres humanos. É de salientar que o potencial dos corantes azóicos em termos de exposição e toxicidade para o ser humano tem sido objeto de investigação considerável.

1.2.2. Efeito tóxico dos corantes sintéticos

Verde brilhante Provoca irritação do trato gastrointestinal; os sintomas incluem náuseas, vómitos e diarreia, irritação do trato respiratório, provocando tosse e

falta de ar o contacto com a pele provoca irritação com vermelhidão e dor pode causar

O azul de metileno pode causar lesões permanentes nos olhos, é um agente mutagénico em microrganismos e pode formar produtos perigosos como óxidos de carbono, óxidos de azoto e óxidos de enxofre quando aquecido até à decomposição (Mane, *et al.*, 2007). A exposição aguda ao azul de metileno provoca um aumento da frequência cardíaca, vómitos, choque, formação de corpos de Heinz, cianose, iterícia, tetraplegia e necrose dos tecidos nos seres humanos (Hameed, *et al.*, 2009).

O verde de malaquite afecta a vida aquática e provoca efeitos nocivos no fígado, nas brânquias, nos rins, no intestino e nas gónadas dos seres humanos, podendo causar irritação do trato gastrointestinal e até mesmo cancro em caso de ingestão. O contacto da pele com o verde de malaquite provoca irritação, vermelhidão e dor, e o contacto com o verde de malaquite pode provocar lesões permanentes nos seres humanos e nos animais de laboratório (Khataee, *et al.*, 2009). A rodamina B pode causar efeitos carcinogénicos e teratogénicos na saúde pública. A carcinogenicidade, a toxicidade para a reprodução e o desenvolvimento, a neurotoxicidade e a toxicidade crónica para os seres humanos e os animais foram comprovadas experimentalmente (Jainetal, 2007). O índigo carmim é altamente tóxico e pode causar irritações na pele e nos olhos dos seres humanos. A indigocarmina causa irritação no trato gastrointestinal, provocando náuseas, vómitos e diarreia. Pode também causar irritação do trato respiratório, como tosse e falta de ar (Lakshmi, *et al.* 2009). O Acid Yellow 36 é tóxico e carcinogénico, com toxicidade aguda, perda de peso corporal, alterações da cor do corpo, inquietação, movimentos bruscos e aleatórios. O AcidOrange-7 é altamente tóxico e a sua ingestão pode causar irritação dos olhos, da pele, das mucosas e do trato respiratório superior, dores de cabeça graves, doenças transmitidas pela água, como a dermatite e a perda de medula óssea, que conduz à anemia (Anliker,1986). Oral

a administração de Chrysoidine-Y resulta em adenomas de células hepáticas, carcinomas e leucemia em animais (IARCMonog.1975).

O amarelo de quinoleína provoca tumores e alergias, o contacto físico com o corante pode causar irritação ocular e cutânea grave, a sua ingestão pode causar irritação gastrointestinal com náuseas, vómitos e diarreia e a inalação do corante provoca irritação das vias respiratórias. A inalação ou ingestão também pode causar danos nos órgãos como o sangue, o fígado, o baço e a tiroide (Rogers *et al.*, 1978).

1.3. Eritrosina

A eritrosina (Er) é uma substância derivada do xanteno aprovada pela Food and Drug Administration como agente corante em alimentos, medicamentos e cosméticos (figura 1). Embora a sua utilização seja permitida, a Er é descrita como inibidora de enzimas e da interação proteína-proteína e é tóxica para os processos da pituitária e da espermatogénese (Farah Maria Drumond *et al.*, 2012).

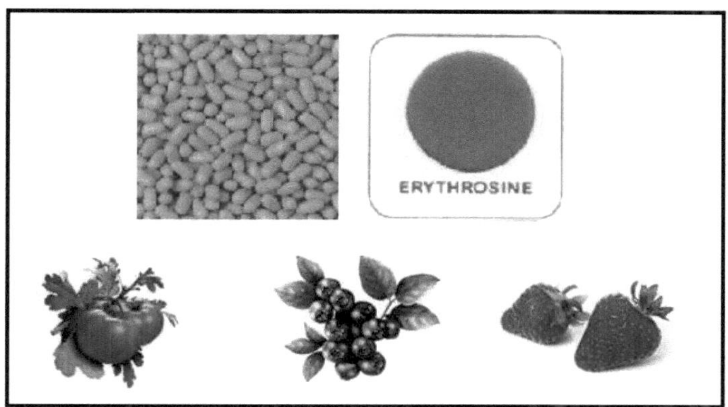

Figura.1: Aditivos corantes à base de eritrosina

A eritrosina é considerada perigosa na indução de tumores da tiroide em roedores, e a utilização deste corante é restringida em alimentos, medicamentos e cosméticos pela FDA dos EUA (Clarke e Anliker 1980). A eritrosina é aprovada na União Europeia (UE) para utilização em cocktails e cerejas cristalizadas até 200 µg/g (Diretiva 94/36/CE 1994). Na Índia, foi aprovado um nível máximo admissível de 100 µg/g para a utilização de eritrosina na bebida alimentar final (Regra 29 da Lei PFA de 1997). O nível máximo aceitável é de 50 µg/g em produtos de cacau/doces e 15 µg/g em salsichas/produtos à base de carne (normas higiénicas para a utilização de aditivos alimentares, GB2760-2011). Por conseguinte, os interesses de investigação têm-se centrado no desenvolvimento de métodos analíticos eficientes para a determinação de, especialmente, no teste de rastreio no local (figura. 2).

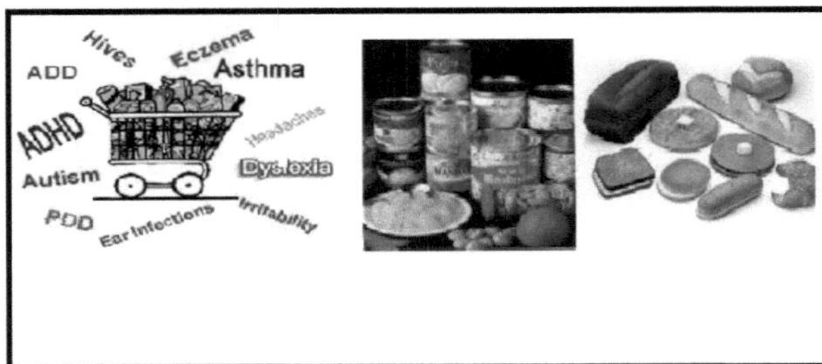

Figura. 2. Efeitos de corantes sintéticos de aditivos alimentares.

A eritrosina é o único corante vermelho atualmente disponível para utilização em alimentos, cosméticos e produtos farmacêuticos nos Estados Unidos e o americano médio consome aproximadamente 2 mg de eritrosina por dia (Committee on Food Protection, 1971.

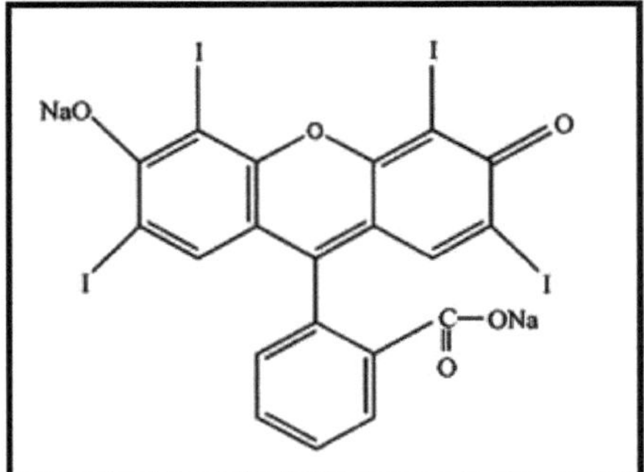

Figura. 3. Estrutura da eritrosina

A eritrosina é um derivado tetra iodado da fluoresceína, constituído por 60% de iodo e 40% de sódio. A influência da eritrosina na função tiroideia é de interesse, dado o seu elevado teor de iodo, e a ingestão oral de eritrosina eleva a concentração sérica de iodeto ligado às proteínas (figura 3).

1.4. Efeitos secundários

- Alteração do nível de energia.

- Alterações da concentração mental, do comportamento ou da resposta imunitária.
- Aumentam o risco de cancro, doenças cardiovasculares e outras doenças degenerativas.
- Utilizados para colorir bebidas, sobremesas em pó, gelados, cremes Causa alergias, asma, hiperatividade (por exemplo, eritrosina, vermelho allura, tartrazina, azul brilhante).
- Eritrosina (Vermelho n.º 3) - cerejas em cocktails de frutas e em conservas de frutas para saladas, alimentos cozinhados, produtos lácteos e snacks.
- Efeitos secundários: cancro.

Principais objectivos do estudo

- Analisar as deformações de desenvolvimento dependentes da dose de eritrosina (Er) em embriões de peixe-zebra.

- Determinar as actividades dos níveis de enzimas antioxidantes em larvas de peixe-zebra.

- Analisar os padrões histológicos de secções de larvas de peixe-zebra intoxicadas com Er.

Revisão da literatura

Gaunt *et al.*, (1972) concluíram que os aditivos alimentares desempenham um papel vital no atual abastecimento alimentar abundante e nutritivo, permitindo que a nossa população em crescimento desfrute de uma variedade de alimentos seguros, saudáveis e saborosos durante todo o ano e possibilitando uma variedade de alimentos de conveniência sem o inconveniente das compras diárias. Os aditivos alimentares egípcios mais famosos que são utilizados como substâncias corantes são a tartrazina e a carmisão. Os corantes alimentares são materiais de origem natural que têm sido utilizados para dar cor aos alimentos, medicamentos e cosméticos há milhares de anos. As cinzas de fogos, os compostos minerais e as plantas foram provavelmente os primeiros materiais utilizados para fins cosméticos

Mpountoukas *et al.*,(2010) afirmaram que os corantes alimentares, amaranto, eritrosina e tartrazina foram testados a 0,02-8 mM em células de sangue periférico humano in vitro, a fim de investigar o seu potencial genotóxico, citotóxico e citostático. O amaranto na concentração mais elevada (8 mM) demonstra uma elevada genotoxicidade, citotoxicidade e citotoxicidade. A frequência de SCEs/célula foi aumentada 1,7 vezes em relação ao nível de controlo. Além disso, a eritrosina a 8, 4 e 2 mM apresenta uma elevada citotoxicidade e citostática. Finalmente, a tartrazina parece ser tóxica a 8 e 4mM. Não foram observados sinais de genotoxicidade. Inversamente, a tartrazina mostrou citotoxicidade a 1 e 2mM. Além disso, os estudos de titulação espectroscópica para a interação destes aditivos alimentares com o ADN mostraram que estes corantes se ligam ao ADN do timo de vitelo e que são observados pontos isosbésticos distintos que sugerem claramente a ligação dos corantes ao ADN. Além disso, as experiências de mobilidade de eletroforese de ADN mostraram que estes corantes são obviamente capazes de

para uma forte ligação ao dsDNA linear, causando a sua degradação. Amplificação por PCR de todos os

Os fragmentos de ADN (que foram previamente pré-tratados com três concentrações diferentes dos corantes, extraídos do gel de agarose após a separação e depois purificados), parecem ser atenuados de uma forma dependente da concentração do corante, reflectindo-se numa mobilidade electroforética retardada devido à possível ligação de algumas moléculas dos corantes. A avaliação dos dados e das curvas foi obtida após análise quantitativa e qualitativa das pistas do gel por um programa informático de análise. Os nossos resultados indicam que estes corantes alimentares têm um potencial tóxico para os linfócitos humanos in vitro e parece que se ligam diretamente ao ADN.

Os corantes azóicos naturais e artificiais são amplamente utilizados em agentes corantes de géneros alimentícios, medicamentos e cosméticos. A Autoridade Europeia para a Segurança dos Alimentos (EFSA) está atualmente a efetuar uma série de reavaliações sobre a segurança dos aditivos alimentares, incluindo os corantes, autorizados na União Europeia. Neste contexto, a EFSA adoptou um primeiro parecer sobre o corante alimentar Vermelho 2G, que suscitou potenciais preocupações de segurança (EFSA, 2007).

Li *et al.* (2005) indicaram que o aditivo alimentar Sudan red causou tumores no fígado e na bexiga urinária de ratos e está classificado como carcinogéneo humano da categoria 3. Além disso, Roglans *et al.* (2007) indicaram que a frutose administrada a 10 % wt/vol. na água potável a ratos provocou uma redução da oxidação das gorduras hepáticas e um aumento da atividade dos factores de transcrição pró-inflamatórios e da hipertrigliceridemia.

Hansen *et al.*, (1973) relataram no presente trabalho, foi registada uma depressão altamente significativa no peso corporal após a administração de eritrosina. Este efeito era dependente do tempo. Esta constatação estava de acordo com os resultados de outros investigadores. O

O resultado registou uma ligeira depressão do crescimento em ratos desmamados Osborne Mendel alimentados com 5,0 % de

eritrosina durante dois anos. Além disso, Hansen *et al.* (1973b) indicaram uma redução do peso corporal em ratos alimentados com 2 e 4 % de eritrosina durante 86 semanas. Além disso, Brozelleca *et al.* (1987) confirmaram o efeito redutor da eritrosina no peso corporal quando incorporada na dieta de ratos numa dose de 2464 mg/ kg durante 3 meses. Os resultados obtidos neste trabalho estão de acordo com os obtidos por Brozelleca e Hallagan (1990), em que 4 % de eritrosina provocou uma diminuição do peso corporal dos ratos. As alterações induzidas nofígado dos ratos tratados com eritrosina apareceram sob a forma de perturbação da arquitetura hepática normal e de congestão das veias centrais. Para além disso, foram observadas células hepáticas condensadas, infiltrações leucocitárias, ramos alargados das veias porta e dos ductos biliares, vacuolização citoplasmática e alterações no tamanho das células. No entanto, foram efectuados poucos estudos sobre os efeitos da eritrosina no quadro histológico do fígado. No que diz respeito à falta de literatura sobre o efeito da eritrosina no fígado, devem considerar-se acções semelhantes causadas por outros materiais. A este respeito, Huang *et al.* (2007)

Diemair e Haussen *et al.* (1951) registaram uma inibição observável da ação da pepsina em doses de 200 a 400 mg/l de eritrosina. Foi registada uma redução do teor de hemoglobina, da contagem de glóbulos vermelhos e dos níveis de colesterol em ratos após três meses de administração de eritrosina em doses de 5, 10, 15 e 50 mg/ 200- 250 g/ peso do rato duas vezes por semana (Bowie *et al.*, 1966)

Van Bever *et al.*, (1989) estudaram a importância da cor para fins cosméticos em muitas populações, e também para fins de segurança, como a identificação de produtos farmacêuticos. Os aditivos corantes isentos de certificação são utilizados para uma grande variedade de

de fins em alimentos, medicamentos e cosméticos. A presente investigação tem por objetivo comparar e ilustrar os efeitos de dois aditivos corantes sintéticos (Amarantese Sunset Yellow) e um aditivo corante natural (Curcumin) no estado imunológico de ratos albinos Sprague Dawely. São muito poucas as referências relativas ao estudo do efeito do corante na imunidade do organismo, bem como a maioria dos estudos foi efectuada in vitro ou em espécies que não o rato, especialmente em galinhas e ratos. Além disso, a maior parte dos estudos foi efectuada com doses tóxicas, mas no nosso estudo utilizámos doses mais baixas para determinar o seu efeito na imunidade, sobretudo porque estes corantes são utilizados em grande escala nos alimentos e fazemos uma comparação entre a utilização de corantes naturais e sintéticos (amarelo-sol) e um aditivo corante natural (curcumina) no estado imunológico de ratos albinos Sprague Dawely. São muito poucas as referências relativas ao estudo do efeito dos corantes na imunidade do organismo, bem como a maioria dos estudos foi efectuada in vitro ou em espécies diferentes do rato, especialmente em galinhas e ratos. Além disso, a maior parte dos estudos foi efectuada utilizando doses tóxicas, mas no nosso estudo utilizámos doses mais baixas para determinar o seu efeito na imunidade, sobretudo porque estes corantes são utilizados em grande escala nos alimentos e fazemos uma comparação entre a utilização de corantes naturais e sintéticos.

Hagiwara *et al.*, (2006) relataram que o ErB (330 1M= 275,84 lg ml 1) induziu aberrações cromossómicas em células de embrião de hamster sírio (SHE) na presença de ativação metabólica. A percentagem de células com poliploidia ou endoreduplicação foi aumentada pelo ErB também na presença de ativação metabólica exógena, o que sugere que este corante alimentar pode ser potencialmente genotóxico para as células de mamíferos.

Hansen *et al.*, (1963) revelaram um aumento acentuado na média do fígado

peso nos grupos experimentais e alterações histológicas graves no fígado. Este
Este resultado está de acordo com os relatórios e as alterações degenerativas observadas no presente estudo indicam uma ação local da mistura de corantes nos hepatócitos. O fígado é um órgão de desintoxicação que decompõe as substâncias tóxicas e os metabolitos das substâncias administradas. Esta decomposição é efectuada pelo retículo endoplasmático dos hepatócitos e, como resultado, as células hepáticas são gravemente danificadas.

Bourdon & Durante *et al.*, (1970) estudaram a eritrosina como uma contração fotodinâmica induzida da taenia coli que depende da concentração de eritrosina, da intensidade e do comprimento de onda da luz incidente e da presença de oxigénio. A proximidade do espetro de "ação" da contração fotodinâmica em relação ao espetro de absorção da eritrosina aquosa e longe dos comprimentos de onda de absorção dos aminoácidos e dos nucleótidos também implica claramente a foto-ativação do corante numa fase precoce do processo fotodinâmico. A foto-ativação deve ser rapidamente reversível e os produtos moleculares devem ter uma semi-vida curta, uma vez que a pré-irradiação da eritrosina segundos antes do contacto com os tecidos se revelou ineficaz e que os espectros de absorção das soluções de eritrosina examinadas antes e depois de provocar uma contração fotodinâmica eram idênticos. Como já foi referido, a deslocação do pico do espetro de "ação" da eritrosina de 526 para 538 nm coincide com a encontrada para a ligação da eritrosina a uma matriz macromolecular proteica.

Augustin & Levitan, (1980) avaliaram que a eritrosina é particularmente eficaz e, tendo em conta as limitações espaciais e temporais impostas às taxas de difusão de uma espécie ativa de meia-vida curta, a localização das moléculas de eritrosina na superfície celular

seria certamente mais suscetível de iniciar um efeito fotodinâmico. Com um octanol: água

O coeficiente de 0,71 para a eritrosina é de 0,71 para a membrana celular, o que explica a razão pela qual, nas presentes experiências, as células musculares lisas da taenia retêm a eritrosina mesmo após uma exposição relativamente breve ao corante. A eritrosina ligada, que por si só não afectava a resposta ao carbacol, podia ainda ser fotoactivada várias horas mais tarde.

Bo Zhang *et al*., (2014) relataram que, como corante alimentar sintético, a eritrosina está associada a uma toxicidade grave na indução de tumores da tiroide, e a utilização de eritrosina está estritamente regulamentada na maioria dos países, incluindo a China. Neste estudo, foi desenvolvido um ensaio imunoenzimático direto (ELISA) para a análise da eritrosina em produtos alimentares. Foi produzido um anticorpo monoclonal (MAb) altamente específico para a eritrosina utilizando o conjugado eritrosina-albumina de soro bovino (BSA) como antigénio artificial, e o MAb marcado com peroxidase de rábano (HRP) para a eritrosina foi utilizado como anticorpo de deteção. Nas condições optimizadas, a absorvância UV na microplaca relacionou-se bem com a concentração de eritrosina na gama de 0,1-10,0 μg/g. O método proposto pode ser aplicado para determinar a eritrosina em bebidas e biscoitos, com boas recuperações (80 - 103%) para os três níveis de adição (30, 50 e 100 μg / g), e os desvios padrão relativos da quantidade detectada foram <12,3%.

Combes & Haveland-Smith, (1982) referiram que a utilização generalizada de corantes sintéticos como aditivos alimentares tem chamado cada vez mais a atenção nos últimos anos. O aparecimento de acidentes relacionados com estes corantes tem também suscitado grande preocupação por parte dos consumidores. Os corantes sintéticos incluem geralmente os compostos com ligações azóicas, benzeno e xanteno. Embora a maioria dos corantes alimentares se espera que sejam seguros se as suas dosagens forem estritamente limitadas, alguns estudos indicaram carcinogenicidade e toxicidade relacionadas com os corantes alimentares comummente utilizados.

Os corantes alimentares sintéticos são amplamente utilizados para melhorar a qualidade sensorial e atrair os consumidores. Os limites regulamentares dos corantes alimentares variam consoante os países. A eritrosina, o vermelho allura AC, a tartrazina, o amarelo-sol FCF, o verde rápido FCF, o azul brilhante FCF e o índigo carmim são permitidos na maioria dos países. Espera-se que a maioria dos corantes alimentares seja segura; no entanto, existem trabalhos que indicam uma toxicidade grave dos corantes alimentares sintéticos (Abdel-Aziz *et al.* 1997; Khera *et al.* 1979). A eritrosina (E127) é considerada perigosa na indução de tumores da tiroide em roedores, e a utilização deste corante é restringida em alimentos, medicamentos e cosméticos pela FDA dos EUA (Clarke e Anliker 1980).

Mekkawy *et al.* (1998) O presente estudo revelou que os ratos que consumiram uma dose elevada de tartrazina (500 mg/kg de peso corporal) ou uma dose elevada de carmoisina (100 mg/kg de peso corporal) apresentaram um aumento significativo das actividades séricas de ALT, AST e fosfatase alcalina em comparação com os ratos de controlo, enquanto a dose baixa de carmoisina (8 mg/kg de peso corporal) apresentou um aumento significativo das actividades séricas de ALT e fosfatase alcalina em comparação com os ratos de controlo; além disso, a dose baixa de tartrazina (15 mg/kg de peso corporal) apresentou um aumento significativo da atividade sérica de fosfatase alcalina em comparação com os ratos de controlo. Os presentes resultados estão de acordo com quem indicou que duas doses de corantes sintéticos (doses baixas ou altas), entre os quais a tartrazina e a carmoisina (ponceau, carmoisina, eritrosina, amarelo-sol, tartrazina, verde rápido, indigotina, azul-brilhante e preto-brilhante), revelaram um aumento significativo das actividades séricas de AST, ALT e fosfatase alcalina

actividades de fosfatos.

Combes & Haveland-Smith, (1982) referiram que a utilização generalizada de corantes sintéticos como aditivos alimentares tem chamado cada vez mais a atenção nos últimos anos. O aparecimento de acidentes relacionados com estes corantes tem também suscitado grande preocupação por parte dos consumidores. Os corantes sintéticos incluem geralmente os compostos com ligações azóicas, benzeno e xanteno. Embora se espere que a maior parte dos corantes alimentares sejam seguros se as suas dosagens forem estritamente limitadas, alguns estudos indicaram carcinogenicidade e toxicidade relacionadas com os corantes alimentares habitualmente utilizados). A eritrosina (Ery, C20H6I4Na2O5), um tipo de corante xanteno, é frequentemente adicionada a produtos alimentares transformados e a bebidas. O excesso de Ery pode causar um impacto negativo no corpo humano. Verificou-se que o Ery inibe a captação de dopamina nos sinaptossomas do caudado do rato "de forma não competitiva" (Lafferman & Silbergeld, 1979) e diminui a ligação não saturável da dopamina à membrana do sinaptossoma (Logan & Swanson, 1979). Com base nestas descobertas, muitos países já emitiram diretivas específicas para a sua utilização. Na China, a utilização máxima do Ery está limitada a 0,05 g kg 1 em bebidas e em certos tipos de produtos alimentares.

Albridge *et al*, (1981) e Vorhees *et al*, (1983) Nos estudos de toxicidade para o desenvolvimento, a eritrosina não afecta negativamente o desenvolvimento de animais jovens em doses até 500 mg/kg de peso corporal/dia, que é a dose mais elevada testada para este parâmetro. Não há indicações, com base nos estudos avaliados pelo JECFA e pelo SCF, de que a eritrosina possa afetar negativamente a fertilidade masculina em doses até 2000 mg/kg de peso corporal/dia, que é a dose mais elevada testada. No entanto, dois estudos mais recentes indicaram que a eritrosina pode afetar a função testicular. O estudo de Vivekanandhi *et al*. (2006)

indica que a eritrosina provoca uma diminuição da motilidade dos espermatozóides em doses de 64 mg/kg

bw/dia em diante e diminuições nas contagens de esperma e aumentos nas anomalias de esperma a partir de 128 mg/kg bw/dia em diante. Também o estudo de Abdel Aziz *et al*. (1997), avaliado por TemaNord, indica que a função testicular e o desempenho reprodutivo podem ser afectados pela eritrosina. Isto não está de acordo com os resultados dos outros estudos reprodutivos em que a eritrosina não afectou negativamente a fertilidade a níveis de dose até 2000 mg/kg de peso corporal/dia. O Painel observou que foram identificadas questões metodológicas envolvidas na medição dos parâmetros dos espermatozóides (Bell *et al.*, 2010) e que não há provas de um efeito funcional na fertilidade a níveis de dose muito mais elevados.

A eritrosina e o amarelo-sol são amplamente utilizados na indústria alimentar, farmacêutica e cosmética como agentes corantes vermelhos e amarelos, respetivamente. Vários efeitos negativos dos corantes foram relatados em estudos anteriores, nos quais se demonstrou que são agentes causadores de determinados danos em diferentes órgãos dos animais de laboratório, nomeadamente no fígado e nos rins. Recentemente, a Autoridade Europeia para a Segurança dos Alimentos (EFSA) sugeriu a reavaliação da utilização de alguns corantes nos alimentos, como a eritrosina.

2.1 Fisiologia do stress oxidativo

Os oxidantes são gerados em resultado do metabolismo interacelular normal nas mitocôndrias e nos peroxissomas, bem como a partir de uma variedade de sistemas enzimáticos citosólicos. Um sofisticado sistema de defesa antioxidante, enzimático e não enzimático, incluindo CAT, SOD, GPx, GST e contagens, regula o nível global de ERO para manter o estado fisiológico.
homeostase. (Toren fiakel, 2000).

Nishida, (2011) estudou O stress oxidativo é um aspeto inevitável da vida aeróbica. É o resultado de um desequilíbrio entre a produção de espécies reactivas de oxigénio (ERO) e as defesas antioxidantes nos organismos vivos. As espécies reactivas de oxigénio são induzidas por substâncias como iões de metais de transição, pesticidas e poluentes de petróleo (Slaninova *et al.*, 2009; Lushchak, 2011). Os radicais livres também são produzidos por fontes celulares endógenas durante o metabolismo celular normal. A respiração mitocondrial é a principal fonte endógena de ERO. A produção elevada de ROS pode causar a oxidação de proteínas e lípidos, alterações na expressão genética e alterações no estado redox das células (Livingstone, 2003)

O stress oxidativo tornou-se um assunto importante na toxicidade aquática induzida por pesticidas. O mecanismo do stress oxidativo induzido pelo CPF tem recebido pouca atenção, embora alguns estudos tenham relatado que o CPF pode induzir stress oxidativo no peixe-zebra e noutros modelos de teste aquático. Por exemplo, observou-se que o tratamento com 600 mg/L de CPF durante 7 dpf não levou a alterações no desenvolvimento, mas induziu a resposta Hsp70, bem como danos histopatológicos nos tecidos do fígado, intestino e rim na larva do peixe-zebra, demonstrando que a exposição a 1,16, 11,6 e 116 mg/L de CPF durante 40 dias poderia induzir a diminuição das actividades de SOD, CAT, GPX e aumentar o conteúdo de uma forma dependente da dose no fígado e nas brânquias da carpa comum. Geralmente, o teor de MDA é um produto secundário da peroxidação lipídica. A GSH é um antioxidante importante e a quantidade de GSH presente pode refletir o potencial antioxidante de um organelo. No presente estudo, observámos que a exposição ao CPF induziu uma concentração notável de

aumento dependente de MDA e diminuição do conteúdo de GSH nas larvas de peixe-zebra (indicando que o stress oxidativo tinha ocorrido especialmente em grupos de exposição de alta concentração de CPF. Além disso, no presente estudo, as actividades da SOD e da CAT e os seus níveis de transcrição aumentaram após a exposição ao CPF.

Bansal, (2005) referiu que os corantes alimentares (tartrazina e carmoisina) pertencem ao grupo dos corantes alimentares azóicos, são metabolizados em aromatimina pela flora intestinal e as aminas aromáticas formadas podem gerar espécies reactivas de oxigénio como parte do seu metabolismo (NOS) através da interação destes grupos amino com alimentos que contêm nitritos ou nitratos ou no estômago, As espécies reactivas de oxigénio (ROS), como o anião superóxido, o radical hidroxilo e o H2O2, podem ser produzidas no metabolismo das nitrosaminas e aumentar o stress oxidativo.Em resultado da formação de ERO, o mecanismo de defesa antioxidante das células, incluindo a catalase, a SOD e a GSH, começou a ser consumido para evitar a morte celular causada por estes radicais tóxicos, pelo que os seus níveis no homogenato de tecido diminuíram, especialmente em doses mais elevadas, quando a sua necessidade aumentou. Por outro lado, o nível de MDA aumentou como produto da peroxidação lipídica ocorrida pela ação das ERO nos lípidos da membrana celular.

2.2 Utilização do peixe-zebra transparente (Danio rerio) na ciência

A transparência natural do peixe-zebra nas primeiras fases embrionárias torna-o um objeto interessante para observar mecanismos celulares, desenvolvimento de órgãos ou expressão genética (figura 4). O aumento da pigmentação nas larvas durante o seu desenvolvimento pode perturbar algumas técnicas ópticas, por exemplo, a microscopia confocal ou a deteção da proteína fluorescente verde (GFP). A inibição ou mesmo a paragem da pigmentação pode facilitar a utilização científica do peixe-zebra. Diferentes técnicas para gerar transparências mais duradouras foram desenvolvidas: estirpes albinas através de manipulação genómica (Kelsh 1996), branqueamento pós-fixativo com peróxido de hidrogénio (Inohaya 1995), ou inibição da pigmentação de melanina através da utilização de compostos como a hidroquinona (Palumbo 1992) ou a 1-fenil-2-tioureia (PTU) (Karlsson 2001). A inibição da pigmentação por concentrações mais elevadas de compostos químicos pode causar problemas devido à elevada incidência de mortalidade embrionária, redução da frequência de eclosão e teratogénese.

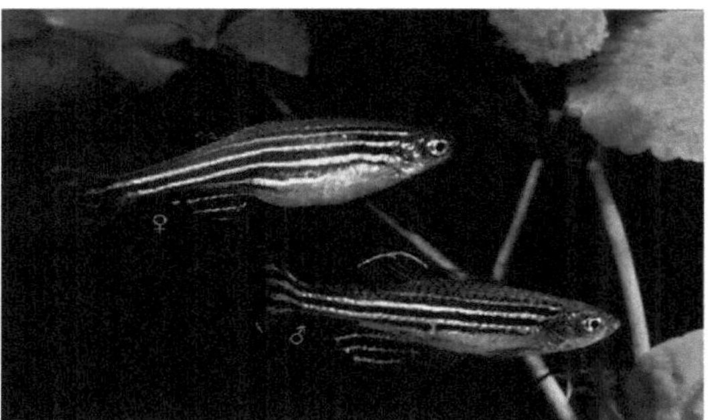

Figura. 4. Peixe-zebra adulto - indivíduo superior: fêmea; indivíduo inferior: macho

Kashiwada, (2006) estudou a medaka japonesa (Oryzias latipes) nas fases iniciais da vida como modelos experimentais, a toxicidade para o desenvolvimento das nanopartículas de prata foi investigada após a exposição a 100-1000 g/L de AgNPs homogeneamente dispersas durante 70 dias, e os pontos finais do desenvolvimento foram avaliados por microscopia durante as fases embrionária, larvar e juvenil do desenvolvimento da medaka. Entretanto, foram avaliadas as alterações histopatológicas no olho das larvas. O desenvolvimento retardado e a pigmentação reduzida foram observados nos embriões tratados com AgNPs em altas concentrações (≥400 g/L). A largura máxima do teto ótico, como um indicador do mesencéfalo

O desenvolvimento dos peixes diminuiu significativamente em função da dose. Além disso, a exposição a nanopartículas de prata em todas as concentrações induziu uma variedade de malformações morfológicas, tais como edema, anomalias da coluna vertebral, anomalias das pregas das barbatanas, malformações cardíacas e defeitos oculares. As observações histopatológicas também confirmaram a ocorrência de desenvolvimento anormal do olho induzido pelas AgNPs. Os dados revelaram padrões de dose-resposta não lineares ou em forma de U para o atraso do crescimento aos 5 dias de pós-fertilização, bem como a incidência de anomalias. Os resultados preliminares sugerem que o processo de desenvolvimento da medaka pode ser afetado pela exposição a nanopartículas de prata. As anomalias morfológicas nas fases iniciais da vida da medaka revelaram os potenciais efeitos tóxicos das nanopartículas de prata no desenvolvimento. Deverá ser efectuada mais investigação sobre os mecanismos de toxicidade para o desenvolvimento de peixes expostos a nanopartículas de prata.

Materiais e métodos

3.1. Base metodológica para os ensaios de toxicidade em embriões de peixes

3.2. Manutenção do peixe-zebra e recolha de embriões

O peixe-zebra adulto *Danio rerio* (ambos os sexos) foi adquirido no mercado de aquários de Chennai. O peixe-zebra foi mantido num tanque de vidro de 50 L a uma temperatura de 26 ± 1°C com um ciclo de luz/obscuridade de 14:10 horas e alimentado com comida comercial de *spirulina* em micro-pellets. Os peixes machos e fêmeas, na proporção de 1:2, foram alocados para reprodução numa câmara de malha bem fechada. A desova é despoletada assim que a luz é acesa nessa altura da iluminação da fonte de luz e concluída em 30 minutos.

Após uma reprodução bem sucedida, os ovos caíram através da rede e depositaram-se no fundo do tanque. Os ovos foram recolhidos e lavados várias vezes com água limpa e arejada para remover os resíduos da superfície dos ovos. Os ovos mortos ou com membranas danificadas foram identificados ao microscópio e os restantes embriões saudáveis foram lavados com água destilada para remover os resíduos da superfície do ovo. Os embriões saudáveis foram selecionados na fase de blástula e depois selecionados para experiências subsequentes (Xiaoshanzhu *et al.*, (2012).

3.3. Preparação do meio de cultura E3 (50X)

- Cloreto de sódio (NaCl) 5,0 mM - 14,6 g
- Cloreto de potássio (KCl) 0,17 mM - 0,65g
- 0,33 mM Cloreto de cálcio ($CaCl_2$)- 0,20g
- 0,33 mM Sulfato de magnésio ($MgSO_4$)- 4,05g

Ajustar o pH para 7,2 utilizando NaOH (1,0 N). Esta solução foi utilizada como meio de incubação padrão para manter os ovos de peixe-zebra durante o estudo (Brand *et al.*, (2002).

3.4. Protocolo experimental

Os ovos fertilizados foram recolhidos 30 minutos após a postura e lavados em água destilada antes da exposição à eritrosina. Os ovos foram distribuídos aleatoriamente em 6 grupos numa placa de seis poços (n=30 embriões/poço). Os embriões do grupo 1 serviram de controlo, mantidos apenas em meio E3. Os embriões do grupo 2-6 foram expostos a concentrações variáveis de eritrosina (1, 10, 50, 100, 1000 μg/ml em meio E3) durante 96 h. As observações do desenvolvimento dos embriões de peixe-zebra foram feitas diretamente no poço utilizando um microscópio de luz (Magnus-MLXi, Olympus, Japão) para cada intervalo de 12 h.

3.5. Ensaio de toxicidade em embriões de peixe-zebra

Após a exposição à eritrosina, investigámos os perfis de toxicidade do desenvolvimento, tais como a sobrevivência; a malformação dos embriões, a eclosão e a frequência cardíaca foram monitorizadas em intervalos de 12 horas durante 96 horas, tal como descrito por Kimmel *et al.*, 1995. A sobrevivência foi identificada como o estado de repouso dos batimentos cardíacos, a incapacidade de desenvolver somitos e uma cauda não destacada. As deformações morfológicas, incluindo, foram examinadas ao microscópio ótico. As larvas eclodidas com sucesso foram analisadas quanto a parâmetros apoptóticos.

O desenvolvimento dos ovos na fase de blástula foi monitorizado nos pontos de tempo especificados acima após a fertilização. Em seguida, a observação foi prolongada até ao momento da eclosão para os diferentes grupos de exposição. Os pontos finais utilizados para avaliar os efeitos da sobrevivência, eclosão, malformação e taxas de batimento cardíaco foram também anotados e descritos entre os juvenis dos grupos de controlo e tratados, observados ao microscópio de luz (Magnus-MLXi, Olympus, Japão).

3.6. Deteção de apoptose por coloração com laranja de acridina (AO)

A capacidade de indução de apoptose da eritrosina foi analisada por coloração com laranja de acridina, conforme descrito por Chan e Cheng, 2003. Após exposição à eritrosina durante 96 horas pós-fertilização, os embriões foram lavados duas vezes com meio embrionário (E3), seguido de exposição a 10μl de solução de laranja de acridina (5,0 μg/ml em meio E3) durante 20 minutos à temperatura ambiente. Os embriões foram lavados com meio E3 e os corpos apoptóticos foram examinados num microscópio fluorescente com uma gama de emissão de 525 nm (Magnus-MLXi, Olympus Japão).

3.7. Parâmetros bioquímicos

No final da exposição das larvas de peixe-zebra, as larvas de cada grupo (n=6) foram homogeneizadas em tampão Tris HCl 0,1M (pH 7,4). A mistura foi centrifugada a 7000rpm durante 10 minutos a 4°C. Após a centrifugação, o sobrenadante foi armazenado a -80ºC para determinação das actividades bioquímicas.

3.7.1. Estimativa de proteínas pelo método de Lowry

A concentração de proteínas no extrato de células/tecido/enzima foi determinada pelo método de Lowry et al. (1951).

Princípio

O princípio subjacente ao método de Lowry para a determinação da concentração proteica reside na reatividade do azoto peptídico com os iões de cobre em condições alcalinas e na subsequente redução do ácido fosfomolíbdico fosfotúngstico de Folin a azul de heteropolimolibdénio pela oxidação de ácidos aromáticos catalisada pelo cobre. O método de Lowry é sensível a alterações do pH, pelo que o pH da solução de ensaio deve ser mantido entre 10 e 10,5.

Uma variedade de compostos pode interferir com o procedimento de Lowry. Estes incluem alguns derivados de aminoácidos, certos tampões, fármacos, lípidos, açúcares, sais, ácidos nucleicos e reagentes sulfidrílicos (Dunn1992). Price (1996) refere que os iões de amónio, os tampões iónicos zwitter e os compostos de tiol podem também interferir com a reação de Lowry. Estas substâncias devem ser removidas ou diluídas antes de efetuar ensaios de Lowry.

Reagentes

1. Reagente de cobre alcalino
    - Solução A: 2% (p/v) de Na_2 Co_3 (carbonato de sódio) em NaOH 0,1N.
    - Solução B: 1% (p/v) de NaK (tartarato de sódio e potássio) em água destilada estéril.
    - Solução C: 0,5% (p/v) de $CuSO_4$. $5.H_2$ O (sulfato de cobre) em água destilada estéril.

Adicionar 48 ml da solução A, 1,0 ml da solução B e 1,0 ml da solução C imediatamente antes da utilização.

2. Reagente de Ciocalteu de Folin (FCR): Os reagentes comerciais foram preparados por diluição 1:1 com dist H_2O)
3. Padrão de albumina de soro bovino (BSA): 1mg/ml (1ml desta solução contém 100 µg de proteína).

Procedimento

A 0,1 ml de homogenato de tecido de larvas de peixe-zebra devidamente diluído, foram adicionados 0,9 ml de água destilada e 4,5 ml de reagente de cobre alcalino e mantidos à temperatura ambiente durante 10 minutos. O tubo de ensaio com 1 ml de água destilada serve de branco. Em seguida, adicionou-se 0,5 ml do reagente de fenol de Folin e incubou-se durante 30 minutos no escuro, tendo-se desenvolvido a cor para medir a absorvância a 660 nm utilizando o espetrofotómetro. O valor da proteína foi expresso em mg/g de amostra de tecido.

3.7.2. Antioxidantes enzimáticos

3.7.2.1. Ensaio da catalase (CAT)[EC: 1.11.1.6]

A catalase foi analisada segundo o método de Luck (1974).

Princípio

A absorção UV do peróxido de hidrogénio pode ser medida a 240 nm, cuja absorvância diminui quando é degradado pela enzima catalase. A partir da diminuição da absorvância, a atividade da enzima pode ser calculada.

Preparação de reagentes

1. Tampão fosfato 0,067 M, pH-7,0
2. Peróxido de hidrogénio PO_4 buffer-Diluir 0,16 ml de peróxido de hidrogénio (10% v/v) para 100 ml com tampão fosfato

Procedimento

Misturar 3,0 ml de tampão fosfato de peróxido de hidrogénio com 30 μl de homogeneizado de tecido numa cuvete de vidro. O branco continha apenas peróxido de hidrogénio - tampão fosfato livre. O decréscimo da absorvância 0,45-0,40 foi medido a 240 nm durante um intervalo de tempo de 30 segundos utilizando o espetrofotómetro. A atividade enzimática foi expressa em unidades/mg de proteína.

3.7.2.2. Estimativa da superóxido dismutase (SOD) [EC 1.15.1.1]

A atividade da superóxido dismutase foi avaliada pelo método de Beauchamp *et al.*, (1971).

Princípio

O ensaio da SOD baseia-se na inibição da formação de NADH-fenazina metossulfato-nitroblue tetrazolium formazon. A cor formada no final da reação pode ser extraída para butanol e medida a 560 nm.

Reagentes

1. Tampão de fosfato de potássio (0,1 M)
2. Metionina (200 mM)
3. Rifoflavina (60 μM)
4. EDTA (3,0 mM)
5. Sal de nitroblutetrazólio (NBT)-(2,25 mM)
6. Carbonato de sódio (1,5 M)

Procedimento:

- Colocar 1,5 ml de tampão fosfato de potássio (pH 7,8), 0,2 ml de metionina, 0,1 ml de NBT, 0,1 ml de EDTA e 0,1 ml de carbonato de sódio num conjunto de tubos de ensaio.
- Em seguida, adicionar 0,1 ml de extrato de tecido até 3 ml com água destilada e, depois, adicionar 0,1 ml de riboflavina aos tubos, para servir de branco sem extrato de tecido.
- Expor todos os tubos à luz branca durante 15 minutos e no escuro durante 15

minutos de incubação à temperatura ambiente. Em seguida, a absorvância foi lida a 560nm para calcular a % de inibição.

- A inibição de 50% da reação entre a rifoflavina e o NBT na presença de metionina é considerada como 1 unidade de atividade da SOD.

A atividade da SOD foi calculada utilizando a fórmula,

$$(\%\, inhibtion) = \frac{SOD\Delta A \text{ } of\, test \text{ - } \Delta A \text{ } of\, control}{total\, reaction\, volume \times mg \text{ } of\, protein}$$

3.7.2.3. *Estimativa da glutationa peroxidase (GPx): [ECH 1.1.12]*

A atividade do peróxido de glutatião foi avaliada pelo método de Rotruck *et al.*, (1973).

Princípio

O glutatião reduzido em reação com DTNB (ácido 5,5'-ditiobis nitro-benzoico) produz um produto de cor amarela que absorve a 412 nm.

Reagentes

1. Tampão de fosfato de sódio 0,4 M (pH7,0).
2. Azida de sódio 10 mM
3. 4,0 mM Glutatião reduzido em tampão fosfato
4. 2,5 mM H O_{22} (peróxido de hidrogénio)
5. 10% Ácido tricloroacético (TCA)
6. 0,3 M Hidrogenofosfato dissódico
7. Ácido 5, 5- ditiobis-2-nitrobenzóico: dissolver 40 mg de DTNB em 100 ml de solução de carbonato de sódio a 1,0%.

Procedimento

- A mistura de reação continha 0,4 ml de tampão fosfato, 0,1 ml de azida de sódio, 0,2 ml de glutatião reduzido, 0,5 ml de homogenato de tecido e 0,1 de peróxido de hidrogénio.
- A mistura de reação foi completada até 2 ml com água destilada e incubada a 37^{0} C durante 10 minutos. A reação foi interrompida pela adição de 0,5 ml de solução de TCA a 10% para parar a reação.

- Para preparar o branco, utilizar apenas tampão de hidrogenofosfato dissódico e 1,0 ml de reagente DTNB. Para determinar o teor de glutatião não utilizado/resíduo, centrifugou-se a 3200 rpm durante 15 minutos e conservou-se o sobrenadante.
- Em seguida, adicionou-se ao sobrenadante 3 ml de hidrogenofosfato dissódico e 1 ml de DTNB. A cor desenvolveu-se e a absorvância a 412 nm foi determinada imediatamente por meio de um espetrofotómetro. A atividade enzimática foi expressa em nmoles/minutos/ml.

3.7.2.4. Ensaio da glutatião-transferase (GST) [EC 2.5.1.18]

A glutationa-S-transferase foi testada pelo método de Habig *et al.*, (1974).

Princípio

A enzima é avaliada pela sua capacidade de conjugar GSH e CDNB, sendo que a extensão da conjugação provoca uma alteração proporcional na absorvância a 340 nm.

Reagentes

1. Tampão fosfato 0,3 M (pH 6,5).
2. 30 mM 1-cloro-2, 4- dinitrobenzeno (CDNB) em etanol a 95%
3. 30 mM de glutatião reduzido (GSH) em tampão fosfato

Procedimento

- A mistura de reação contém 2,77 ml de tampão fosfato, 50 µl de CDNB, 150 µl de glutatião reduzido e 30µl de homogenato de tecido.
- A mistura de reação foi previamente incubada a 37° C durante 3 minutos. O branco contém

  3,0 ml de mistura de reação sem enzima.
- A alteração da DO foi medida a 340 nm durante minutos, com um intervalo de 60 segundos, utilizando o espetrofotómetro. A atividade da glutationa - S - transferase foi expressa em moles de conjugado CDNB- GSH formado min/mg de proteína.

A atividade GST foi calculada utilizando a fórmula,

$$= \frac{GST\text{Absorvância (média de 5 minutos)} \times 3 \times 1000}{9{,}6 \times 5 \times mg\ of\ protein}$$

3.8. Análise histopatológica

As larvas de peixe-zebra foram fixadas com formaldeído a 10% e depois incluídas em parafina. As secções (5,0 μm) das larvas de peixe-zebra foram preparadas utilizando um micrótomo (HN 40 Schlittenmikrotom, Reichert-Jung, Heidelberg, FRG). As secções das larvas foram desparafinizadas em xileno e re-hidratadas em cada lâmina com séries (100, 70, 50, 30 e 10%) de etanol durante um intervalo de 10 minutos. As lâminas foram coradas com hematoxilina durante 5 minutos, lavadas com água corrente da torneira durante 20 minutos e

Foram coradas com eosina durante 15 segundos. Em seguida, as lâminas foram desidratadas com etanol graduado (10, 30, 50, 70 e 100%), limpas com xileno e montadas com DPX. As secções coradas foram visualizadas ao microscópio de luz com uma ampliação de 40x (Olympus MLXi, Tóquio, Japão) para detetar alterações histológicas.

3.9. Análise estatística

Todas as análises estatísticas foram efectuadas em triplicado e todos os valores são expressos como média ± SEM. O IC_{50} e o teste de hipóteses, como a análise de variância de uma via (teste de Dunnett), foram efectuados para determinar as diferenças significativas ($P<0,05$) entre as médias, utilizando o Graph pad Prism, versão 3.0 (San Diego, Califórnia, EUA).

Resultados

4.1. Efeito do Er na sobrevivência do embrião de peixe-zebra

A taxa de sobrevivência do embrião de peixe-zebra após exposição a concentrações variáveis de Er (1, 10, 50, 100, 1000 μg/ml) foi apresentada na figura 5. O tratamento com Er mostrou um efeito tóxico de desenvolvimento dependente da dose em embriões de peixe-zebra em intervalos de tempo específicos (12, 24, 36, 48, 60, 72, 84 e 96 hpf). No entanto, o composto (Er) a 100 e 1000 μg de exposição causou uma redução significativa ($P<0,05$) da taxa de sobrevivência às 96 h quando comparado com as restantes doses (1, 10, 50 μg/ml). A concentração necessária para produzir uma inibição de 50% da sobrevivência dos embriões foi atingida a 3250 μg/ml. Assim, os resultados acima descritos mostram o efeito tóxico do Er em embriões de peixe-zebra.

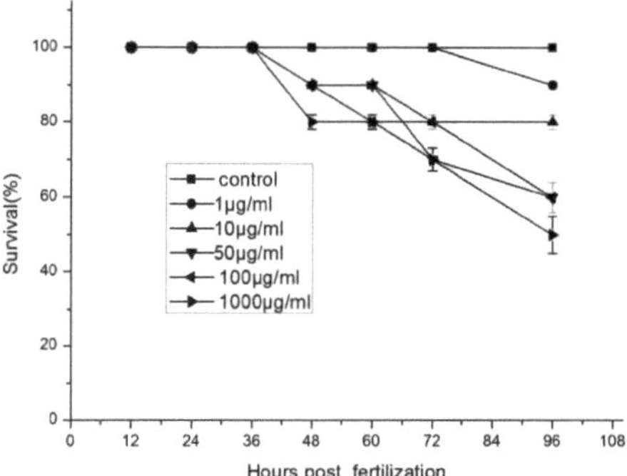

Figura. 5. A taxa de sobrevivência de embriões de peixe-zebra expostos a diferentes concentrações de Er. Os valores são representados pela média ± SEM de três réplicas.

4.2. Efeito de eclosão retardada do Er em embriões de peixe-zebra

As taxas de eclosão dos embriões de peixe-zebra, depois de expostos a diferentes concentrações de Er, são apresentadas na figura 6. Embriões expostos a concentrações de 1, 10, 50 μg/ml de

O Er não provoca uma diferença significativa na taxa de eclosão e atinge normalmente as 48 a 60 hpf, tal como o embrião de controlo. No entanto, observou-se um atraso significativo

(P<0,05) no sucesso da eclosão após o tratamento com 100 e 1000 µg/ml de Er, em comparação com os embriões de controlo. Nestas concentrações, apenas 60% do sucesso de eclosão foi alcançado às 96 hpf, o que foi muito inferior ao dos embriões de controlo. Por conseguinte, o resultado representa o sucesso retardado de eclosão dependente da dose de Er em embriões de peixe-zebra.

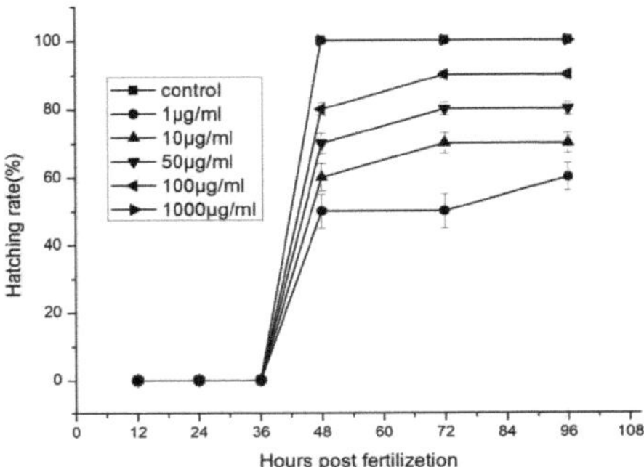

Figura. 6. Efeito de Er no sucesso da taxa de eclosão para 96 hpf. As barras de erro representam a média ± SE de três réplicas.

4.3. Efeitos do Er na frequência cardíaca

A frequência cardíaca dos embriões de peixe-zebra pré-tratados com concentrações variáveis de Er em intervalos de tempo específicos (48 e 60 hpf) foi apresentada na figura 7. O embrião de controlo apresentou uma frequência cardíaca média de 121,3 ± 0,89 batimentos/ min em intervalos de tempo específicos. Os embriões pré-tratados com Er (1, 10, 50, 100 e 1000 µg/ml) apresentaram

(P<0,05) alterações na frequência cardíaca durante 48h (121,6 ± 1,2, 96,33 ± 3,3, 80 ± 4,1, 72,2 ± 3
e 58 ± 4,3 batimentos/min) e 60 h (120,11 ± 0,22, 87,5 ± 2,3, 74,6 ± 3,5, 64,6 ± 4 e

50,3 ± 3,6 batimentos/min). Assim, os resultados acima descritos demonstraram o efeito modulador do Er na frequência cardíaca do peixe-zebra.

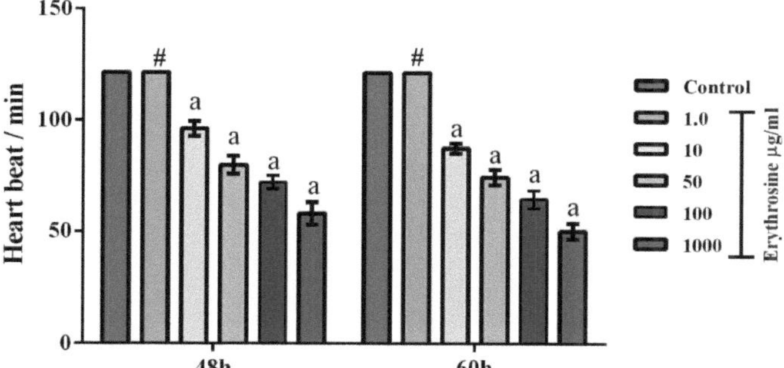

Figura. 7. Representação da frequência cardíaca em embriões de peixe-zebra pré-tratados com concentrações variáveis de Er (1, 10, 50, 100 e 1000 µg/ml) e a medição foi registada em intervalos de 48 e 60 horas. Os valores representam a média ± SE. Comparações: [a]P<0,05 *vs* embrião de controlo,[#] não significativo *vs* embrião de controlo.

4.4. Análise microscópica

As alterações fenotípicas de todos os embriões experimentais foram mostradas na figura 8. Os embriões de controlo apresentaram a morfologia normal do desenvolvimento do peixe-zebra. O tratamento com Er nas doses de 1, 10 e 50 µg apresentou alterações ligeiras no processo de desenvolvimento. No entanto, a concentração de 100 e 1000 µg de Er apresentou malformações graves, incluindo edema ocular, edema do saco vitelino, edema pericárdico, espinha dobrada e ulceração dos tecidos no embrião de peixe-zebra às 72 h. Este resultado representa que o Er induz efetivamente toxicidade no desenvolvimento do embrião de peixe-zebra.

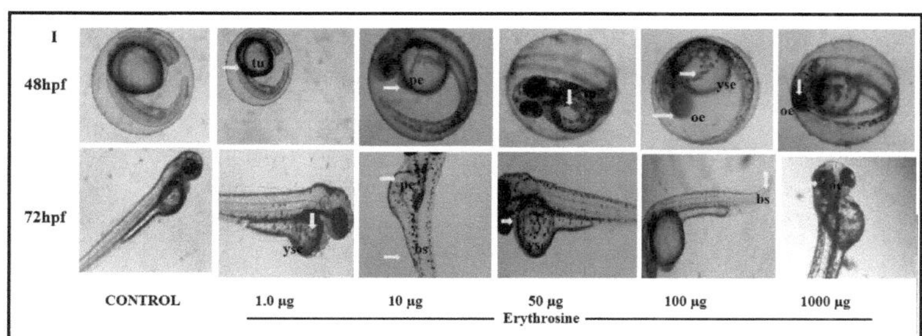

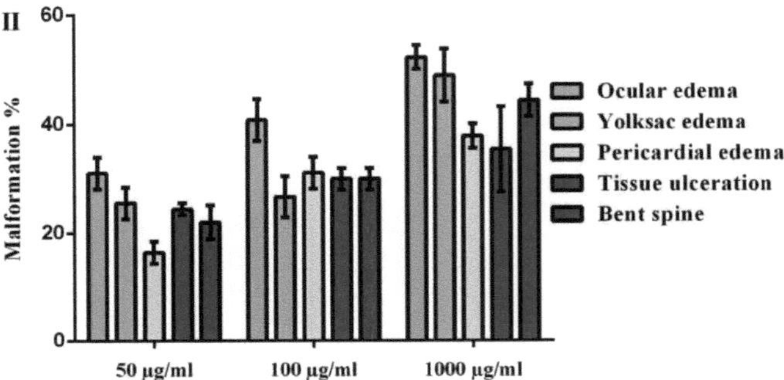

Figura. 8. Efeito de Er nas alterações fenotípicas em embriões de peixe-zebra às 48 e 76 h.

(I) A imagem microscópica representa o processo de desenvolvimento dos embriões de peixe-zebra.

O grupo de controlo apresentou uma morfologia normal dos embriões nos intervalos de tempo especificados. Os embriões expostos a concentrações variáveis (1, 10, 50, 100, 1000 μg/ml) do tóxico Er provocaram desenvolvimentos anormais graves, incluindo edema ocular (oe), edema do saco vitelino (yse), edema pericárdico (pe), espinha dobrada (be) e ulceração tecidular (tu) (ampliação x4). (II). Pontuação de malformação de embriões de peixe-zebra expostos a diferentes concentrações de Er às 72 h. Os valores são expressos como média ± SE para três réplicas.

4.5. A eritrosina induz uma resposta apoptótica nas larvas de peixe-zebra

A capacidade de indução apoptótica de Er em todos os embriões experimentais após coloração com laranja de acridina (AO) foi mostrada na figura 9. Não foi observado qualquer aparecimento de células apoptóticas nas larvas de controlo. As células tratadas com eritrosina a 50, 100 e 1000 μg mostraram um número considerável de células apoptóticas como fluorescentes verdes, principalmente nas regiões do saco vitelino, do coração e da cauda, o que representa a capacidade de indução apoptótica do Er.

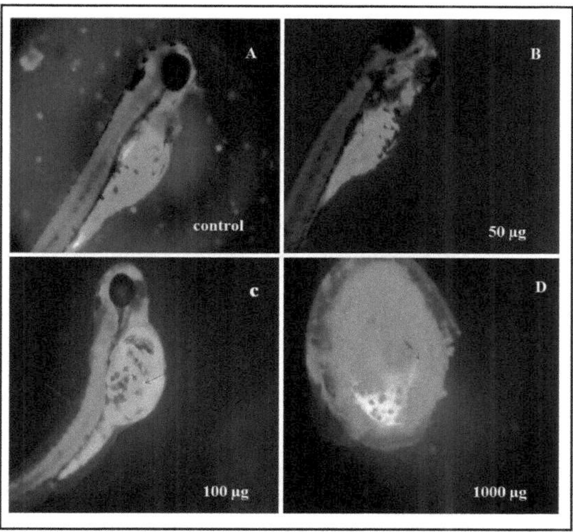

Figura. 9. O padrão microscópico fluorescente das células apoptóticas em embriões de peixe-zebra intoxicados com Er às 96 hpf A Embriões de controlo que apresentam uma fluorescência verde brilhante com um número limitado de células apoptóticas. B Embriões expostos a 50 µg de Er representam o aparecimento moderado de morte celular como uma mancha negra à volta das regiões da cabeça e do coração. C & D Embriões expostos com 100 e 1000 µg de Er exibiram um grau considerável de células apoptóticas no local do olho, cauda e regiões de edema (ampliação x4).

4.6. A eritrosina reduziu as actividades das enzimas antioxidantes

As actividades dos antioxidantes enzimáticos, tais como CAT, SOD, GST e GPx de todos os embriões experimentais foram representadas na figura 10. Os embriões do peixe-zebra de controlo apresentaram níveis normais dos níveis enzimáticos acima mencionados. A exposição dos embriões a 1, 10, 50 µg de Er mostrou uma redução significativa ($P<0,05$) dos níveis enzimáticos (CAT, SOD, GST e GPx) quando comparados com o controlo. No entanto, 100 e 1000 µg de Er tratados mostraram um aumento proeminente ($P<0,05$) nos níveis dos níveis antioxidantes acima mencionados. Assim, os resultados acima sugerem a capacidade de indução de stress oxidativo do Er.

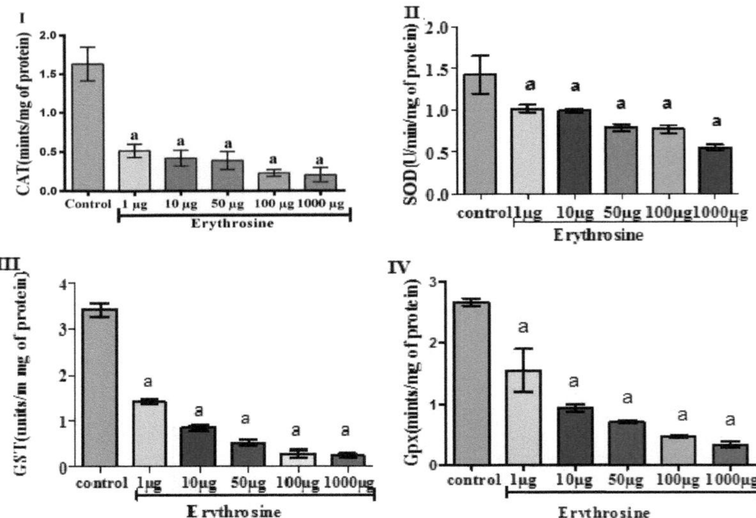

Figura 10. Efeito do Er nas actividades das enzimas (I) CAT, (II) SOD, (III), GST e (IV) GPx de todas as larvas experimentais de peixe-zebra. Os valores são expressos como média ± SE. Comparações[a] $P<0,05$ vs. controlo.

4.7. Exames histopatológicos

As alterações anatómicas na região ocular das larvas de controlo e das larvas tratadas com Er foram apresentadas na figura 11. As larvas de controlo apresentaram um desenvolvimento normal das camadas da retina (lente, camada interna de células nucleares (INL), camada externa de células nucleares (OPL) e camada de células ganglionares (GCL)) sem sinais de deformações. Em contraste, as larvas expostas ao Er (1, 10, 50, 100 e 1000 µg/ml) apresentaram anomalias graves, tais como INL, GCL e OPL espessados nas regiões da retina, o que representa fortemente o impacto negativo do Er na região do olho da larva.

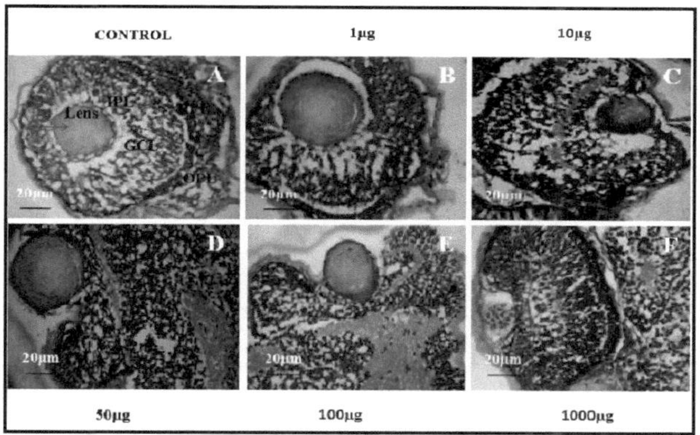

Figura. 11. Representação microscópica do olho da larva após exposição a concentrações variáveis de Er. (A) A região ocular das larvas de controlo apresentava uma arquitetura normal do cristalino, da camada interna de células nucleares (INL), da camada externa de células nucleares (OPL) e da camada de células ganglionares (GCL). (B-F) A exposição de Er a concentrações variáveis (1, 10, 50, 100, 1000 µg/ml) mostrou malformações graves, tais como regiões INL e GCL espessadas, juntamente com a região OPL rompida (ampliação x40 e barra de escala 20 µm).

Discussão

Os corantes alimentares têm sido utilizados como aditivos alimentares em todo o mundo desde há muito tempo e têm sido desacreditados como substâncias tóxicas, especialmente para as crianças. É necessário explorar mais exatamente os efeitos tóxicos dos corantes alimentares. Os testes de toxicidade que utilizam embriões de peixe-zebra como modelo animal têm sido sugeridos como espécies sensíveis para avaliar o potencial embrionário e teratogénico de vários produtos químicos ou medicamentos (Selderslaghs *et al.*, 2009).

Neste estudo, o efeito toxicológico da eritrosina, um agente aditivo alimentar comummente utilizado, foi avaliado *in vivo* utilizando o modelo de peixe-zebra (*Danio rerio*) durante 96 hpf. No final do estudo experimental, foram observadas deformações do desenvolvimento, tais como embriogénese anormal, eclosão retardada, ritmo cardíaco anormal, baixa taxa de sobrevivência, padrão apoptótico, níveis de enzimas antioxidantes (CAT, SOD, GST & GPx) e padrões histológicos após a exposição à eritrosina.

O sucesso da eclosão dos embriões foi alterado pela eritrosina em proporção dependente da dose; à medida que a concentração aumentava, a taxa de eclosão diminuía. O possível mecanismo para o atraso ou falha na taxa de eclosão é que a eritrosina pode passar moderada ou totalmente através dos poros coriónicos e limitar os canais dos poros do córion, resultando na falta de fornecimento de oxigénio aos embriões em desenvolvimento, ou pode inibir as enzimas digestivas da membrana coriónica envolvidas na eclosão (Xia *et al.*, 2011). Do mesmo modo, a exposição de embriões de peixe-zebra a outros compostos resultou em perturbações na taxa de eclosão, o que apoia o nosso resultado, para além das diferenças nas concentrações e nos fármacos (Manigandan *et al.*, 2015). Observámos claramente que a baixa concentração não

não causam quaisquer efeitos nocivos nas taxas de eclosão do peixe-zebra. No entanto, uma maior

(100 e 1000µg) também podem afetar a taxa de eclosão, mas as taxas de sucesso diferem significativamente entre os diferentes embriões expostos.

As deformações do desenvolvimento devidas à eritrosina, como a malformação da cauda e o edema do saco vitelino, o defeito ocular e a restrição do fluxo sanguíneo em todo o corpo, podem produzir cardiotoxicidade que causa diretamente mortalidade, atraso na eclosão, eixos corporais anormais, circulação sanguínea lenta, edema do saco pericárdico, edema do saco vitelino, diminuição da frequência cardíaca e atraso no crescimento. As evidências acima são consistentes com numerosos estudos que indicaram que o HC laranja n.º 1 (corante) atinge a circulação sistémica após a absorção e provoca alterações adversas nos embriões de peixe-zebra (Liu *et al.*, 2007).

O coração é o principal órgão funcional no desenvolvimento do peixe-zebra. A avaliação da frequência cardíaca no peixe-zebra torna-o um candidato ideal para o estudo do mecanismo subjacente de vários produtos químicos (Bakkers, 2011). Observámos um batimento cardíaco constante sem qualquer sinal de anomalias nos embriões de controlo. No entanto, a exposição à eritrosina diminui o ritmo cardíaco de uma forma dependente da concentração e pode ter sido causada por anomalias na manutenção da contração no átrio e no padrão da contração nos canais atrioventriculares. Relatórios acumulados indicam que os compostos/drogas alteram a função normal da frequência cardíaca regulando a abertura e o fecho da função da válvula atrial (Antkiewicz *et al.*, 2005).

Embora as alterações fenotípicas, os padrões histológicos, a taxa de eclosão e a frequência cardíaca sejam mais diretos e convincentes, não foi possível observar um ponto final claro para os embriões expostos à eritrosina neste estudo. Por conseguinte, vários biomarcadores

incluindo parâmetros apoptóticos e bioquímicos foram também medidos para obter mais informações sobre a toxicidade da eritrosina.

Foi demonstrado que as cascatas de stress oxidativo relacionadas com a produção de ROS e os sistemas de defesa antioxidante estão presentes em todos os organismos, bem como nos organismos aquáticos (Zhang *et al.*, 2012). O stress oxidativo é causado por um desequilíbrio na produção de ROS que conduz a danos oxidativos em organelos celulares, como lípidos, proteínas e ácidos nucleicos (Valavanidis *et al.*, 2006). As principais fontes de antioxidantes endógenos são a SOD, a CAT, a GPx e a GST, que estão efetivamente envolvidas na eliminação das ERO e que são consideradas um método eficaz para prever a toxicidade de vários medicamentos (Zhao *et al.* 2013).

As enzimas antioxidantes, incluindo a SOD e a CAT, são a primeira linha de defesa contra os ERO; transformam os radicais livres em H_2 O2 e O_2 . O H O_{22} gerado após a decomposição dos iões radicais é posteriormente transformado em H_2 O por ação das enzimas GPx e GST. Por conseguinte, a inibição destas enzimas pode levar à acumulação de H O_{22} e dos seus metabolitos, causando assim danos graves nos organelos celulares (Halliwell, 1994). No nosso estudo, verificámos que a exposição à eritrosina suprimiu as actividades dos níveis das enzimas SOD, CAT, GPx e GST. Foi obtida uma boa associação entre a supressão das enzimas antioxidantes e o aumento das ROS no homogenato de tecido do peixe-zebra induzido pela eritrosina. Os resultados são consistentes com um estudo anterior que aborda o facto de as enzimas antioxidantes serem alteradas em larvas de peixe-zebra após exposição ao Cd (Hsu *et al.*, 2013).

Está bem documentado que a produção de ROS no peixe-zebra em resposta a substâncias tóxicas está intimamente associada à morte celular apoptótica. O nosso ensaio de coloração AO revelou que os padrões apoptóticos ocorreram principalmente nas áreas do coração, da cauda e do saco vitelino, o que sugere que estas regiões podem ser um alvo eficaz para a toxicidade da eritrosina no peixe-zebra. O resultado está bem correlacionado com um estudo anterior, segundo o qual a toxicidade do HBCD no peixe-zebra causa uma grave geração de morte celular apoptótica, particularmente na região do coração (Deng *et al.*, 2009). Coletivamente, este estudo demonstrou que a exposição à eritrosina teria um efeito aditivo no processo de desenvolvimento através da inibição da resposta antioxidante mediada por ROS. São necessários mais estudos para explorar o mecanismo molecular subjacente e os efeitos da toxicidade da eritrosina.

Resumo

Os aditivos alimentares são amplamente utilizados para fins industriais e a sua presença é frequentemente substancial na dieta diária. Suspeita-se também que estejam na origem de várias reacções tóxicas nos seres humanos e nos organismos aquáticos. A eritrosina (Er) é um composto orgânico que contém iodo e sódio, amplamente utilizado como corante vermelho em vários produtos de confeitaria. Devido à sua propriedade hidrossolúvel, é mais facilmente absorvido e provoca um efeito tóxico grave nos sistemas biológicos. No entanto, o possível modo de ação subjacente à sua toxicidade permanece vago. Assim, neste estudo, investigámos o efeito tóxico da eritrosina em embriões de peixe-zebra e os resultados finais fornecerão uma base sólida para estudos futuros.

- O efeito tóxico do Er foi avaliado em embriões de peixe-zebra. O efeito tóxico dependente da dose (1, 10, 50, 100 e 1000 μg/ml) foi analisado através de vários parâmetros patológicos, como a sobrevivência, o sucesso da eclosão, a taxa de batimentos cardíacos, as alterações morfológicas, a morte de células apoptóticas e os ensaios antioxidantes.
- A concentração necessária para produzir uma inibição de 50% da sobrevivência dos embriões foi atingida a 3250 μg/ml, o que demonstra o efeito tóxico do Er em embriões de peixe-zebra.
- A exposição ao Er mostra um atraso no sucesso da eclosão dependente da concentração quando comparado com o controlo às 96 h. Nas concentrações de 100, 1000 μg/ml, apenas 60% do sucesso da eclosão foi alcançado às 96 hpf, o que representa o impacto antagonista nas enzimas coriónicas. Assim, descrevemos que o Er abranda o processo de eclosão através da modulação das enzimas digestivas coriónicas no peixe-zebra

  Embrião.

- O ritmo cardíaco, as alterações do desenvolvimento e a análise histológica revelaram que o Er a 100 e 1000 μg/ml apresenta um ritmo cardíaco reduzido juntamente com anomalias graves nos padrões de desenvolvimento e histológicos do peixe-zebra.

- A coloração com laranja de acridina mostrou que a exposição à eritrosina aumentou o número de células apoptóticas, que se tornaram verdes fluorescentes nas regiões do coração e da cauda dos embriões de peixe-zebra. Este resultado demonstra fortemente o potencial indutor de apoptose mediado por ROS da Er em embriões de peixe-zebra.
- A análise bioquímica revelou que o tratamento com Er reduziu significativamente os níveis de enzimas antioxidantes endógenas (SOD, CAT, GST e GPx) em todos os embriões experimentais, o que evidencia a sua capacidade de indução de ROS.

Conclusão

Coletivamente, o nosso presente estudo demonstrou que a eritrosina causa uma toxicidade embrionária grave para além de uma concentração de 100 µg/ml, resultando na perspetiva de mortalidade, batimentos cardíacos, eclosão, parâmetros apoptóticos, histológicos e bioquímicos. Assim, os nossos resultados podem fornecer informações sobre o impacto da eritrosina durante as primeiras fases de desenvolvimento dos peixes e devem ser utilizados com grande precaução e de forma sustentável, para que não sejam perigosos para o ambiente aquático e para os seres humanos. Estão em curso mais estudos para explorar mais mecanismos ocultos da eritrosina no processo biológico.

Referências

Abdel-Rahim EA, Ashoush YA, Afify AS, Hewedi F. 1989. Effect of some synthetic food additives on blood Haemoglobin and liver function of rats. 14: 557.

Abdollahi M, Ranjbar A, Shadnia S, Nikfar S, Rezaie A. 2004. Pesticidas e stress oxidativo: uma revisão. Med Sci Monit. 10: 141.

Abo-Farha SA, 2010. Degradação fotocatalítica de corantes monoazo e diazo em águas residuais em TiO2 nanométrico, *Journal of American Science.* 6: 130-142.

Albridge D, Schardein JL, Blair M, Golden EI, Benson BW. 1981. Estudo de reprodução de três gerações. Relatório não publicado da International Research and Development Corporation, Mattawan, MI, EUA. Apresentado à OMS pela Certified Color Manufacturers Association, Inc., Washington, DC, EUA. (Como citado por JECFA, 1986).

Amerine MA, Pangborn RM, Roessler EB. 1965. Principles of Sensory Evaluation of Foods. Academic Press, Nova Iorque. 602.

Amerire MA, Pangborn RM, Rossler EB. 1965. Principles of sensory Evaluation of Food. Academic Press, Nova Iorque.

Antkiewicz DS, Burns CG, Carney SA, Peterson RE, Heideman W. 2005. A malformação cardíaca é uma resposta precoce ao TCDD no peixe-zebra embrionário. Toxicol Sci. 84: 368-77.

Agostinho GJ, Levitan H. 1980. Libertação de neurotransmissores de uma sinapse neuromuscular de vertebrados afetada por um corante alimentar. 207: 1489-1490.

Bakkers J. 2011. O peixe-zebra como modelo para estudar o desenvolvimento cardíaco e o coração humano

doença. Cardiovasc Res. 91: 279-88.

Bansal AK. 2005. Modulation of N-nitrosodiethylamine induced oxidative stress by vitamin E in rat erythrocytes. Human Exp. Toxicol. 24: 297-302.

Bell DR, Clode S, Fan MQ, Fernandes A, Foster PMD, Jiang T, Loizou G, MacNicoll A, Miller BG, Rose M, Tran L, White S. 2010. Interpretação de estudos sobre a toxicologia reprodutiva do desenvolvimento de 2,3,7,8-tetraclorodibenzo-p-dioxina em descendentes do sexo masculino. Food and Chemical Toxicology. 48: 1439-1447.

Bo Zhang, Daolin Du, Meng M, Sergei A, Eremin VB. Rybakov JZ, Yongmei Y, Rimo X. 2014. Determinação do amaranto em bebidas por método indireto

Bora SS, Radichevich I, Werner SC. 1969. Elevação artificial de PBI de um corante iodado utilizado para corar cápsulas medicinais de cor-de-rosa. J. C/in. E D docrinol. Metab. 29: 1969- 1272.

Borzelleca JF, Cappen CC, Hallagan JB. 1987. Toxicidade/carcinogenicidade ao longo da vida do FD&C Red No.3 (eritrosina) em ratos. Fd. Chem. Toxicol., 25: 723-733.

Borzelleca JF, Hallagan JB. 1990. Estudo multigeracional do FD & C Red No.3 (eritrosina) em ratos Sprague-Dawley. Food Chem.Toxicol. 28: 813-819.

Borzelleca JF, Hallagan JB. 1990. Estudo multigeracional do FD &C Red No.3 (eritrosina) em ratos Sprague-Dawley. Fd. Chem. Toxicol. 28: 813-819.

Bourdon J, Duante M. 1970. Um estudo da inativação fotodinâmica da papaína numa matriz sólida. Ann.NewYork Acad.Sci. 171: 163-179.

Bourdon J, Durante M. 1970. Um estudo da inativação fotodinâmica da papaína numa matriz sólida.Ann. New York Acad. Sci. 171: 163-179.

Bowie WC, Walacf WC, Lindstrom HV. 1966. Algumas manifestações clínicas da eritrosina em ratos. Fed.Proc. 25: 556.

Burnett CM, Agersborg HPK, Borzelleca JF, Eagle E, Ebert AG, Pierce EC, Kirschman JC, Scala RA. 1974. Estudos teratogénicos com cores certificadas em ratos e coelhos. Toxicol. Appl. Pharmacol. 29: 75-155.

Chequer FMD, de Paula Venâncio V, Bianchi MDLP, Antunes LMG. 2012. Efeitos genotóxicos e mutagénicos da eritrosina B, um corante alimentar xanteno, em células HepG2. Food and Chemical Toxicology. 50: 3447-3451

Clarke E, Anliker R. 1980. Organic Dyes and Pigments. The Handbook of Environmental Chemistry. 3: 181-215.

Clydesdale FM. 1993. A cor como fator de escolha alimentar. Crit Rev Food Sci Nutr. 33: 83- 101

Collins TF, Black TN, Donnell MW, Shackelford ME, Bulhack P. 1993. Potencial teratogénico do FD & C Red No. 3 quando administrado na água potável. Food Chem. Toxicol. 3: 161-167.

Combes RD, Haveland-Smith RB. 1982. A review of the genotoxicity of food, drug and cosmetic colors and other azo, triphenylmethane and xanthene dyes. Mutation Research/Reviews in Genetic Toxicology. 98: 101-243.

Ensaio competitivo de imunoabsorção enzimática (ELISA) baseado num anticorpo monoclonal anti-amaranto. Food Anal. Methods (2014) 7:1498-1505.

Demir E, Kocaoglu S, Kaya B. 2008. Teste de genotoxicidade de quatro derivados de benzilo no teste da mancha da asa de Drosophila, Food Chem. Toxicol. 46: 1034-1041.

Deng J, Yu L, Liu C, Yu K, Shi X, Yeung LW, Lam PK, Wu RS, Zhou B. 2009 Toxicidade para o desenvolvimento induzida por hexabromociclododecano e apoptose em embriões de peixe-zebra. Aquat Toxicol. 93: 29-36.

Diemair W, Hassuen H. 1951. Corantes sintéticos e reação enzimática. Z. Lebensmitt - Untersuch. 92: 165-170.

Dixit S, Purshottam SK, Khanna SK, Das M. 2011. Padrão de utilização de corantes alimentares sintéticos em diferentes estados da Índia e avaliação da exposição através de produtos consumidos preferencialmente por crianças. Food Addit. Contam. 28:996-1005.

Dunn MJ. 1992. Determinação da concentração total de proteínas. Harris, E L V, Angal S, [Eds], Protein Purification Methods. Oxford: IRL Press.

EFSA 2007. Parecer do Painel Científico dos aditivos alimentares, aromatizantes, auxiliares tecnológicos e materiais em contacto com os géneros alimentícios sobre o corante alimentar Vermelho 2G (E128). EFSA. 515: 1-28.

El-Demerdash FM. 2011. Peroxidação lipídica, stress oxidativo e acetilcolinesterase no cérebro de ratos expostos a insecticidas organofosforados e piretróides. Food Chem

Toxicol; 49: 1346-1352.

Ganesan L, Margolles-Clark E, Song Y, Buchwald P. 2011. O corante alimentar eritrosina é um inibidor promíscuo da interação proteína-proteína. Biochem. Pharmacol. 81: 810-818.

Graunt IF. 1972. Toxicidade a longo prazo do propilenoglicol em ratos. Toxicologia alimentar e cosmética 10:151-162.

Habig NH, Pabst MJ, Jakoby NB. 1974. GST: l_{st} passo enzimático na formação de ácido mercaptúrico. Journal of Biological Chemistry. 249: 7130-7139.

Hagiwara M, Watanabe E, Barrett JC, Tsutsui T. 2006. Avaliação da genotoxicidade de 14 agentes químicos utilizados na prática dentária. capacidade de induzir aberrações cromossómicas em células embrionárias de hamster sírio. Mutat. Res. 603: 111-120.

Hagiwara M, Watanabe E, Barrett JC, Tsutsui T. 2006.Avaliação da genotoxicidade de 14 agentes químicos utilizados na prática dentária. capacidade de induzir aberrações cromossómicas em células embrionárias de hamster sírio. Mutat.Res. 603: 111-120.

Hallagan JB, Allen DC, Borz elleca JF. 1995. A segurança e o estatuto regulamentar dos aditivos de cor para alimentos, medicamentos e cosméticos isentos de certificação Food Chem. Toxic. 33:515-528.

Halliwell B. 1994. Radicais livres, antioxidantes e doenças humanas: Curiosidade, causa ou consequência? Lancet. 344:721-724.

Hansen WH, Davis KJ, Graham SL, Perry CH, Jacobson KH. 1973. Estudos de toxicidade a longo prazo da eritrosina. II. Efeitos sobre a hematologia e a tiroxina e o iodo ligado a proteínas em ratos. Food Cosmet. Toxicol. 11: 535-545.

Hansen WH, Zwickey RE, Brouwer JB, Fitzhugh OG. 1973. Estudos de toxicidade a longo prazo da eritrosina. I. Efeitos em ratos e cães. Food Cosmet. Toxicol. 11: 527-534.

Hossain Z, Shukla R, Mandal AKA, Datta SK. 2002. Teste Allium para avaliar os efeitos cromotóxicos do corante amarelo artificial. Cytologia 67:411-415.

Hsu T, Huang KM, Tsai HT, Sung ST, Ho TN. 2013. Oxidativa induzida por cádmio (Cd) o stress regula negativamente a expressão dos genes de reconhecimento de

incompatibilidades do ADN
proteínas MutS homolog 2 (MSH2) e MSH6 em embriões de peixe-zebra (Danio rerio). Aquat. Toxicol. 126: 9-16.

Ialiaris T, Mourelatos D, Stergiadou HC, Constantinidou HA. 1990. Estudo citogenético da possível atividade mutagénica induzida por bactérias de nucleação em gelo ou pelos seus produtos metabólicos em linfócitos humanos in vitro. Mutat. Res. 242: 163-168.

Inohaya K, Yasumasu S, Ishimaru M, Ohyama A, Iuchi I, Yamagami K. 1995. Temporal and spatial patterns of gene expression for the hatching enzyme in the teleost embryo, Oryzias latipes. Dev Biol. 171: 374-85.

Ishidate M, Sofuni JT, Yoshikawa K, Hayashi M, Nohmi T, Sawada M, Matsuoka A. 1984. Rastreio de mutagenicidade primária de aditivos alimentares atualmente utilizados no Japão. Food Chem. Toxicol. 22: 623-636.

Jin YX, Zhang XX, Shu LJ, Chen LF, Sun LW, Qian HF. 2010. Resposta ao stress oxidativo e expressão genética com exposição à atrazina em zebrafish fêmea adulta (Danio rerio). Chemosphere. 78:846-852.

Karlsson J, von Hofsten J, Olsson PE. 2001. Geração de peixe-zebra transparente: um método refinado para melhorar a deteção da expressão genética durante o desenvolvimento embrionário. Mar Biotechnol (NY). 3: 522-527.

Kashiwada S. 2006. Distribuição de nanopartículas na medaka transparente (Oryzias latipes). Environ. Health Perspect. 114: 1697-1702.

Kelsh RN, Brand M, Jiang YJ, Heisenberg CP, Lin S, Haffter P, Odenthal J, Mullins MC, van Eeden FJ, Furutani-Seiki M, Hammerschmidt M, Kane DA, Warga RM, Beuchle D , Vogelsang L , Nusslein-Volhard C . 1996. Peixe-zebra
mutações de pigmentação e os processos de desenvolvimento da crista neural. Desenvolver. 123: 369-389.

Khera K, Ian S, Munroa C, Jack LR. 1979. A Review of the Specifications and Toxicity of Synthetic Food Colors Permitted in Canada (Revisão das especificações e toxicidade dos corantes alimentares sintéticos permitidos no Canadá). CRC Critical Reviews in

Toxicology. 6: 81-133.

Lafferman, JA, Silbergeld EK. 1979. A eritrosina B inibe o transporte de dopamina em sinaptossomas de caudado de rato. Science. 205: 410-412

Li Z, Soloski MJ, Diehl AM. 2005. Os factores dietéticos alteram o sistema imunitário inato hepático em ratos com doença hepática gorda não alcoólica. Hepatology, 42: 880-885.

Liu H, Yu H, Giesy JP, Sun Y, Wang X. 2007. Toxicidade do HC Orange No. 1 para Daphnia magna, embriões de peixe-zebra (Brachydanio rerio) e peixe-dourado (Carassius auratus). Chemosphere. 66: 2159-65.

Livingstone DR. 2003. Stress oxidativo em organismos aquáticos em relação à poluição e à agricultura. Revue de Medecine Veterinaire. 154: 427-430

Logan WJ, Swanson JM. 1979. Inibição pela eritrosina B da acumulação de neurotransmissores pelo homogenato de cérebro de rato. Science. 206: 363-364

Lowry OH, Rosebrough NJ, Farr AL, Randall R. 1951. Jornal de Química Biológica. 193: 265-275.

Luck H. 1974. In: Methods in Enzymatics Analysis, 2 (Ed. Bergmeyer), imprensa académica, Nova Iorque. 885: 275.

Lushchak VI. 2011. Stress oxidativo induzido pelo ambiente em animais aquáticos. Aquatic Toxicology 101: 13-30.

Manigandan K, Jayaraj RL, Jagatheesh K, Elangovan N. 2015. A taxifolina atenua os danos oxidativos no ADN in vitro e protege os embriões de peixe-zebra (*Danio rerio*) contra a toxicidade do cádmio. Environ Toxicol Pharmacol. 39:1252-1261.

Mekkawy HA, Ali MO, El-Zawahry AM. 1998. Efeito tóxico de corantes alimentares sintéticos e naturais nas funções renal e hepática em ratos. Toxicol. Lett. 95: 155

Melek K, Uğur SB, Ayper BP. 2013. Os efeitos do cloreto de zinco durante o desenvolvimento embrionário precoce em zebrafish (brachydanio rerio) turk j boil. 37: 158- 164.

Miyachi T, Tsutsui T. 2005. Capacidade de 13 agentes químicos utilizados na prática dentária para induzir trocas de cromátides-irmãs em células embrionárias de hamster sírio. Odontology. 93: 24-29.

Mpountoukas P, Pantazaki A, Kostareli E, Christodoulou P, Kareli D, Poliliou S, Mourelatos C, Lambropoulou V, Lialiaris T. 2010. Avaliação citogenética e estudos de interação do ADN dos corantes alimentares amaranto, eritrosina e tartrazina. Food Chem. Toxicol. 48: 2934-2944.

Muller F, Chang B, Albert S, Fischer N, Tora L, Strahle U. 1999. Os intensificadores intrónicos controlam a expressão do ouriço sónico do peixe-zebra na placa de chão e na notocorda. Development. 126:2103-2116.

Nishida Y. 2011. O processo químico do stress oxidativo por iões de cobre (II) e ferro (III) em várias doenças neurodegenerativas. Monatshefte für Chemie - Chemical Monthly . 142: 375-384.

Pereira CMF, Oliveira CR. 1997 A toxicidade do glutamato numa linha celular pc12 envolve depleção de glutatião (GSH) e stress oxidativo. Free Radic Biol Med. 23: 637e47

Piersma HA, Attenon P, Bechter R, Govers JAPM, Krafft N, Schmid PB, Stadler J, Verhoef A, Verseil C. 1995. Avaliação interlaboratorial da embriotoxicidade na cultura de embriões de rato pós-implantação. Reprod. Toxicol. 9: 275-280.

Price NC. 1996. Proteins, Labfax, Oxford: Academic Press

Reed DJ. 1990. Glutationa: implicações toxicológicas. Annu Rev Pharmacol Toxicol. 30: 603e31.

Revankar SM, Lele SS. 2007. Descoloração de corante sintético por fungo de raiz branca, Ganoderma sp. WR-1.Bioresour. Technol. 98: 775-780.

Roglans N, Vilà L, Farré M, Alegret M, Sánchez RM, Vázquez-Carrera M, Laguna JC. 2007. Comprometimento da ativação do Stat-3 hepático e redução da atividade do PPARalpha em ratos alimentados com frutose. Hepatology. 45: 778-788.

Rotruck JT, Pope AL, Ganther HE, Swanson AB, Hafeman DG, Hoekstra WG. 1973. Selénio: Biochemical role as a component of glutathione peroxidase purification and assay, Science. 179: 588-590.

Scheil V, Zürn A, Kohler HR, Triebskorn R. 2010. Respostas da proteína de stress do desenvolvimento embrionário (Hsp70) e histopatologia no peixe-zebra (Danio rerio) após exposição ao cloreto de níquel, clorpirifos e misturas binárias dos mesmos. Environ Toxicol. 25: 83-93.

Selderslaghs IW, Van Rompay AR, De Coen W, Wittersa HE. 2009. Desenvolvimento de um ensaio de rastreio para identificar produtos químicos teratogénicos e embriotóxicos utilizando o embrião de peixe-zebra. Reprod Toxicol. 28:308-320.

Silbergeld EK, Anderson SM. 1982. Corantes alimentares artificiais e distúrbios de comportamento na infância. Bull. NY Acad. Med. 58: 275-295.

Slaninova, A, Miriam S, Helena M, Zdenka S. 2009. Uma revisão: Stress oxidativo em peixes induzido por pesticidas. Neuroendocrinology Letters. 30: 2-12.

Somesh Y, Meenu S, Kumar SH. 2005. Avaliação da citotoxicidade de alguns corantes alimentares sintéticos. Int J Plant Res. 18: 55-65.

Sorouraddin MH, Saadati M, Samadi A. 2010. Um dispositivo simples e barato para a determinação colorimétrica do ferro sérico. Jornal da Sociedade Chinesa de Química. 57: 56-61

Sorouraddin MH, Saadati M. 2010. Um fabrico simples de refletómetro difuso portátil para análise simultânea de corantes alimentares comuns. Sensor Actuat B- Chem. 145: 367-372.

Tanaka R. 2007. Efeitos inibitórios da xantona na genotoxicidade induzida por paraquat e NaNO (2) em células de cultura, J. Toxicol. Sci. 32: 571-574.

Tanaka T. 2001. Estudo da toxicidade reprodutiva e neurocomportamental da eritrosina administrada a ratos na dieta. Food Chem. Toxicol. 39: 447-454.

Toren F, Nikki JH. 2000. Oxidants, oxidative stress and the biology of ageing. Nature. 408: 239-247.

Valavanidis A, Vlahogianni T, Dassenakis M, Scoullos M. 2006. Biomarcadores moleculares de stress oxidativo em organismos aquáticos em relação a poluentes ambientais tóxicos. Ecotoxicol Environ Saf. 64:178-189.

Van Bever HP, Doxy M, Stevens WJ. 1989. Alimentos e aditivos alimentares na dermatite atópica grave. Allergy (Copenhaga). 44: 588-594.

Vivekanandhi J, Devi CPA, Jayaraman K e Raghavan L. 2006. Efeito da eritrosina na função testicular em ratos. Toxicologia Internacional. 13: 119-125.

Vorhees CV, Butcher RE, Brunner RL, Wootten V, Sobotka TJ. 1983. A developmental toxicity and psychotoxicity evaluation of FD & C Red Dye No. 3 (Erythrosine) in rats. Arquivos de Toxicologia. 53: 253.

Xia TA, Zhao Y, Sager T, George S, Pokhrel S, Li N, Schoenfeld D, Meng HA, Lin SJ, Wang X, Wang MY, Ji ZX, Zink JI, Madler L, Castranova V, Lin S, Nel AE. 2011. A diminuição da dissolução de ZnO por dopagem com ferro produz nanopartículas com toxicidade reduzida no pulmão de roedores e embriões de peixe-zebra. Acs Nano. 5: 1223- 1235.

Xing H, Li S, Wang Z, Gao X, Xu S, Wang X. 2012. Resposta ao stress oxidativo e alterações histopatológicas devidas à exposição à atrazina e ao clorpirifos na carpa comum. Pestic Biochem Physiol. 103: 74-80.

Zhang H, Cai C, Shi C, Cao H, Han Z, Jia X. 2012. Stress oxidativo induzido pelo cádmio e apoptose nos testículos da rã Rana limnocharis. Aquatic Toxicology. 122- 123, 67-74.

Zhao X, Wang S, Wu Y, You H, Lv L. 2013. A exposição aguda a nanopartículas de ZnO induz toxicidade no desenvolvimento, stress oxidativo e danos no ADN em embriões larvais de peixe-zebra. Aquat. Toxicol. 136:49-59.

Zijno A, Marcon F, Leopardi P, Salvatore G, Carere A, Crebelli R. 1994. Uma avaliação da clastogenicidade in vivo da eritrosina. Food Chem. Toxicol. 32: 159-163.

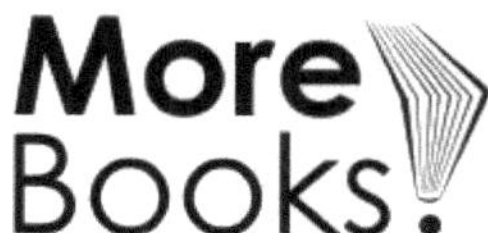

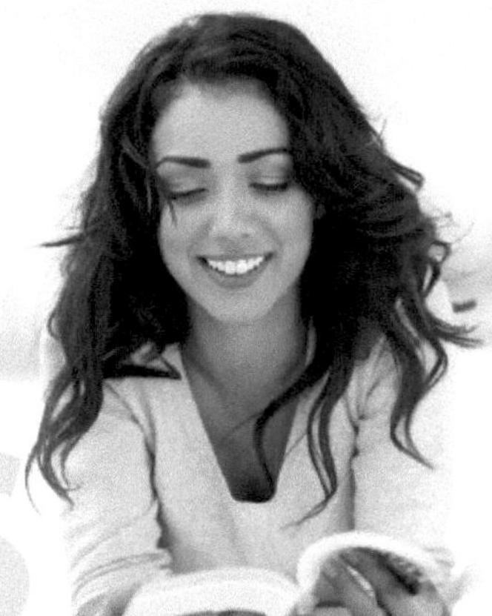

yes
I want morebooks!

Buy your books fast and straightforward online - at one of world's fastest growing online book stores! Environmentally sound due to Print-on-Demand technologies.

Buy your books online at
www.morebooks.shop

Compre os seus livros mais rápido e diretamente na internet, em uma das livrarias on-line com o maior crescimento no mundo! Produção que protege o meio ambiente através das tecnologias de impressão sob demanda.

Compre os seus livros on-line em
www.morebooks.shop

info@omniscriptum.com
www.omniscriptum.com

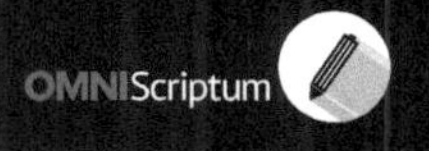

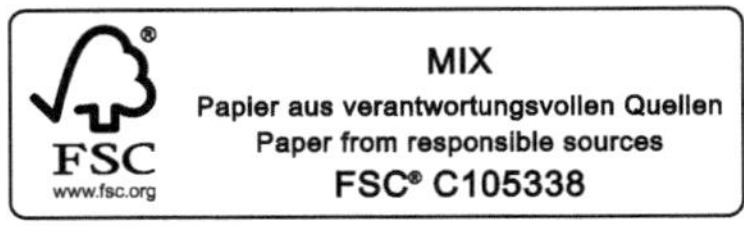

Printed by Books on Demand GmbH, Norderstedt / Germany